U0364189

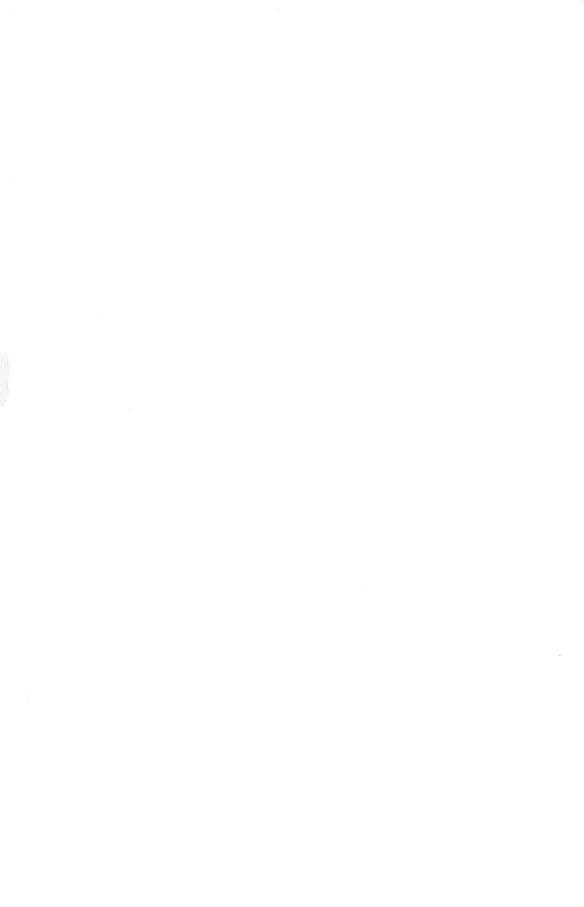

控糖
5阶段
×
8大肥胖
类型破解
×
50道减糖
家常菜

赵函颖／著

人人都能执行的
中餐减糖生活

控糖

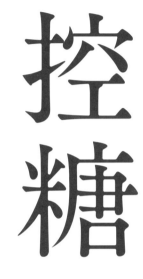

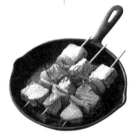

科学技术文献出版社
SCIENTIFIC AND TECHNICAL DOCUMENTATION PRESS

·北京·

图书在版编目（CIP）数据

控糖：人人都能执行的中餐减糖生活 / 赵函颖著 . — 北京：科学技术文献出版社，2022.3

ISBN 978-7-5189-8919-5

I. ①控 ... II. ①赵 ... III. ①减肥—食物疗法 IV. ① R247.1

中国版本图书馆 CIP 数据核字 (2022) 第 013776 号

著作权合同登记号　图字：01-2021-3859

中文简体字版权专有权归北京紫图图书有限公司所有

中文简体版经远足文化事业有限公司（幸福文化）授予北京紫图图书有限公司独家发行，非经书面同意，不得以任何形式，任意重制转载。本著作限于中国大陆地区发行。

控糖：人人都能执行的中餐减糖生活

策划编辑：王黛君　责任编辑：王黛君　宋嘉婧　责任校对：张永霞　责任出版：张志平

出 版 者	科学技术文献出版社
地　　址	北京市复兴路 15 号　邮编 100038
编 务 部	（010）58882938，58882087（传真）
发 行 部	（010）58882868，58882870（传真）
邮 购 部	（010）58882873
官方网址	www.stdp.com.cn
发 行 者	科学技术文献出版社发行　全国各地新华书店经销
印 刷 者	艺堂印刷（天津）有限公司
版　　次	2022 年 3 月第 1 版　2022 年 3 月第 1 次印刷
开　　本	710×1000　1/16
字　　数	168 千
印　　张	13
书　　号	ISBN 978-7-5189-8919-5
定　　价	69.90 元

能吃，是一件幸福的事！

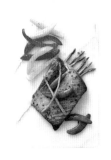

体弱多病，连医生都觉得要吃一辈子的药

我是一个早产儿，出生时就患有黄疸，还有哮喘和异位性皮肤炎，童年时期，进出医院真的是家常便饭。还记得妈妈常常抱着半夜高热的我，冲进急诊室的情景，而频繁发作的异位性皮肤炎，让我把眼皮和手脚关节处皮肤抓得溃烂并出血流脓，又痛又痒又难受，我到现在都还记得当时妈妈心疼的表情。那时医生常安慰我们，等过了青春期就会好转，因此我也只能持续擦着类固醇，吃着抗组胺药物，期待之后体质转变。但事与愿违，到了高中，我还是得几乎每个月都去诊所或医院报到。

也许是这段跑医院、吃药如吃饭的经历很痛苦，我在考大学时，本有机会读药学系，但我选择了营养系作为第一志愿，想寻求食疗的帮助，用"吃"的方式把自己的体质给"吃好"。

在台北医学大学求学的 4 年，包括在医院的实习过程，我从膳食疗养学和疾病营养学等专业科目中学到，通过营养调理，真的可以改善体质；更发现高血压、糖尿病、痛风、肥胖症候群等现代常见的病症，其实都是"吃"出来的。后来我有机会到英国去深造，在读硕士期间，我对"营养治疗"的观念又有了新的想法。

好的营养素，可以改变体质

观察欧美人的饮食习惯，大多是先吃蔬菜沙拉，接着是肉类，最后是一些面包（淀粉）。我在英国时研究了许多可以改善疾病的营养素，它们可以从根本上改善一些疾病，甚至比药物还有效，如植化素①、维生素、矿物质等，它们也被认为是"21世纪的重要营养素"，不仅是远离癌症的必备要素，也是避免肥胖的关键。

很多疾病的起因，其实是生活习惯、饮食和压力导致的身体不正常代谢，如发炎反应。现代人习惯直接用药物治好某些特定病症，然而忽略了应该从根本上在日常生活中进行调整和改善，应该正确补充合适的营养素，而不是盲目吃药加重身体负担。

回到台湾后，我在马偕医院担任临床营养师，主要负责的是糖尿病、脑卒中、心血管疾病患者，以及精神科中药物导致代谢变慢的肥胖患者。后来有机会回到母校，担任癌症营养门诊营养师，这个时期可以说是我人生的一个转折点。

门诊里满满都是大肠癌、乳腺癌的患者，我常常听到这些患者心碎又绝望的心声。下午两三点下诊，我还要到病房去巡视住院手术的癌症患者，往往下班时已是晚上10点了。那时常常三餐不规律，心情也很低落，有很多的无能为力。患者每周都需回诊，但可能下一周就只有家属回来致谢，也是在那时，我深深体会到人生的无常。因此，下班之后，我只想狂吃鸡排配珍珠奶茶来解压。是的，营养师在白天教大家健康饮食，但只是说得好，自己完全无法执行，还是吃了很多垃圾食品。

而这样的生活和饮食方式，也如实地反映在我的身体上：浮肿，过敏，还有体力下滑，甚至大病一场，没有力气讲话！我知道不能再这样继续下去了，因此选择了离开医院，决定身体力行地真正当个"吃对营养、吃出健康"的实践者，后来在离开医院的这几年，我真的做到了。很开心和大家分享，我的过敏都好了，也不用再三天两头往医院跑，朋友都说我看起来比之前更精神、更年轻。

---

① 植化素：植物生化素，是一种存在于植物中的天然化学物质，如蓝莓中的花青素、大豆中的大豆异黄酮素、番茄中的番茄红素、大蒜中的大蒜素等，有抗氧化、增强免疫系统等功效。

饮食的作用应该是"预防"，而不是补救

在这十几年的临床营养咨询工作中，我接触了各式各样的患者，有感于其实肥胖、糖尿病、高血压及高脂血症，甚至是癌症，都不可能是因为某一天吃了什么，一定要回到最根本的原因上来，也就是从每天的饮食、运动，甚至是心态上的觉察和改变开始做起。以目前的医疗体制来说，大部分都是"治疗"，小部分才是"预防"。我想帮助更多有"亚健康"问题的朋友，给他们饮食和生活的建议，因此我成立了自己的营养咨询中心，用更生活化的方式，让一般民众可以更了解自己的体质，找到适合自己的饮食运动和生活方式，以达到健康的目的。

我为什么出版这本书呢？是因为我希望有更多的人，能够了解改变饮食、改变生活、改变心态的重要性，因此将这几年学习、从业的经验，集结成书，希望大家都能对"饮食健康""生活健康"更加重视和理解。

除此之外，我也从前来咨询的朋友身上发现，大家已经习惯了每餐吃进大量精制淀粉，这些淀粉甚至占了每天淀粉摄入总量的 80% ～ 90%！包含米饭、面条和面包，以及米线、肉圆、蚵仔煎等，这些也都是高糖食物。同时，而我们用餐又非常方便，随时随地都可以买到的炸鸡排、卤肉饭、珍珠奶茶，全都是高油或高糖的食物。

吃完这些食物之后已经差不多饱了，因此常常会忽略蔬菜的摄入量，或是认为吃水果可以帮助消化，就吃了许多水果，殊不知水果的含糖量也不低，吃多了一样会血糖升高。

因此，在这本书中，我设计的 5 个减糖阶段，是从一步步减少精制淀粉的摄入开始，增加蔬菜的摄入量，把胃留给过去摄入不够健康、营养的部分（膳食纤维、维生素、非精制的粗纤维淀粉和优质蛋白质）。

而日本实行多年的减糖饮食法，我自己亲身体验后，并且从找我咨询的朋友实际反馈中发现，这是一个符合我所想、也很适合现代人的健康饮食方式，将原本的淀粉类食物摄入减半，改为蔬菜及自己喜欢的肉类，每天可以吃得饱，还有满满的幸福感。减糖饮食除了能减少精制淀粉摄入，增加膳食纤维和维生素等必需营养素的摄入之外，也可以改善现代人嗜甜如命的"蚂蚁人"现况——其实根本不想吃，也不需要，但是大脑仍发出"要吃"信息的糖上瘾症状。

身体最诚实，只要有改变，成果一定看得见！

无论你是否觉得自己需要减肥，只要感觉最近很疲劳，睡得再多都无法恢复精神，或是便秘状况严重，觉得整个人体力大不如前，都可以尝试减糖饮食。因为这不只是单纯的减肥饮食，还是可以维持健康、养颜抗老，甚至能改善大部分亚健康状况的自我保健法。

我在门诊常常遇到很多这样的人，他们在过去的人生中，因为心态而影响到减肥成效。因此，我在书末设计了一个"减糖各阶段生活饮食记录表"，提出每个阶段进行减糖时要注意的事项，除了一定要避免食用油炸食品，喝足够的水之外，还包含你的心情、睡眠情况等事项。因为睡眠和心情其实是会影响减肥成果的，如果你用痛苦、充满压力的心情开始减糖，效果一定不会好，重点在于"你为自己做了什么很棒的努力"，而不是自我怀疑"体重为什么迟迟不下降"。

另外，我发现很多人并不是"做不到"，而是因为一些生活和情绪上的压力，让自己"不想做"，我想再三地对大家说：减肥真的不是一件马上就会有成果的事情，然而你的身体不会骗你，只要做，它就会记得。千万不要因为"1 个月只瘦了 1 kg"，就觉得"一定是因为我偷吃了饼干、油炸食品"或是"这个方式对我没效，还是算了吧"。

我希望每位翻开本书的读者，在看完之后，都能带着开心、愉悦的心情，充满自信与自我肯定地展开你的减糖生活。书中的 50 道食谱，全都是我精心设计，兼顾美味又有充足膳食纤维的减糖好食物，就算无法在家做饭，你也能从食谱的食材和制作方法中，学习到外食的减糖选择；另外，我在书中附上了"聚餐和外食的减糖挑食原则"，还有最常见的 8 种外食餐厅的点菜方式，相信各位可以在本书内找到详细的减糖方法，感受轻松自在、健康瘦身的新体验！

赵函颖 院长

晨光健康营养专科中心

Contents 目录

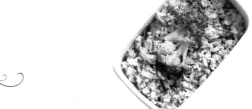

Part 1
营养师的减糖饮食基础课

Part 2
转换减糖饮食，成功瘦身！

∽ *Part 3* ∽
50 道绝对能吃饱的减糖食谱！

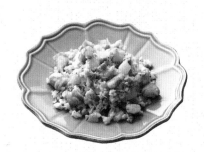

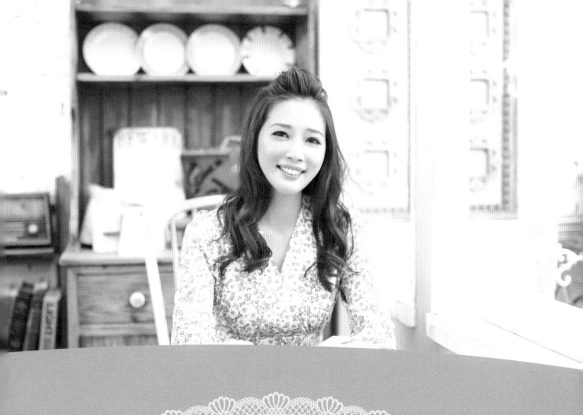

Part 1

营养师的减糖饮食基础课

每餐都吃饱，
才有动力减肥瘦身

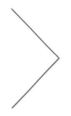

减糖，最适合这个时代的健康饮食方式

在营养门诊工作的十几年中，我发现现代人的饮食其实出了很大的问题：高油、高盐、高糖。上班族点外卖虽然很方便，但饮食中充斥着过多的精制淀粉、加工食品和油炸食品，以及办公室特有的奶茶、下午茶和零食文化都对人们的健康有着影响。

分析台湾地区卫生主管部门公布的《2013—2016 年台湾人民营养健康状况变迁调查》会发现，约有八成的成人，不管是蔬菜、坚果、油脂类食物，还是乳制品，每天的食用量都达不到建议摄入量，反倒是谷物杂粮类（糖类）和豆、鱼、蛋、肉类，有五成以上的人吃得过多。

〈 建议的每日餐品 〉

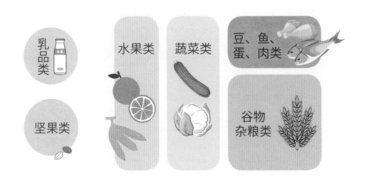

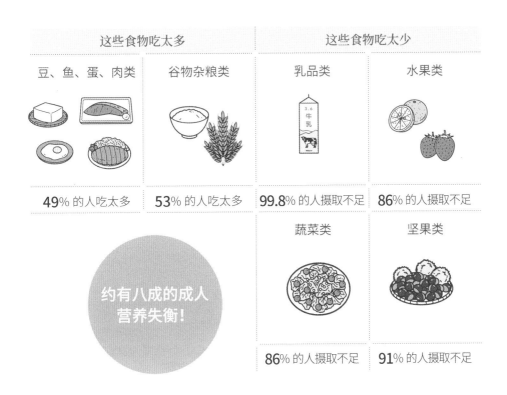

这些食物吃太多		这些食物吃太少	
豆、鱼、蛋、肉类	谷物杂粮类	乳品类	水果类
49% 的人吃太多	53% 的人吃太多	99.8% 的人摄取不足	86% 的人摄取不足
约有八成的成人营养失衡!		蔬菜类	坚果类
		86% 的人摄取不足	91% 的人摄取不足

官网 https://www.facebook.com/hpagov/。

简单来说,就是中国台湾地区有高达八成的民众处于"营养失衡"的状态,也难怪现代人有许多"生活方式病"都是"吃"出来的。像肥胖,糖尿病,高血压,高脂血症,大肠、直肠癌等,都和饮食脱不了关系!相信许多朋友的早午晚三餐,常是以下这样的组合:

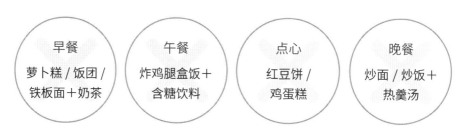

〈 不推荐的早午晚餐 〉

早餐
萝卜糕 / 饭团 /
铁板面＋奶茶

午餐
炸鸡腿盒饭＋
含糖饮料

点心
红豆饼 /
鸡蛋糕

晚餐
炒面 / 炒饭＋
热羹汤

在上面常吃的饮食内容中，你发现问题了吗？这样的食物组合，多属于高度加工的食物，含有大量精制淀粉和添加糖，而身体该补充的膳食纤维、植化素、维生素及矿物质等营养元素，几乎都没摄入！我常对学生说，人体就是一台车子，吃东西就像在加油，车子要加98号无铅的汽油，你却加柴油，随着车龄增长，再加上每天劳累、过度使用，车子就会抛锚。同理，当我们每天都吃错营养素，再加上现代人压力很大，身体就会代谢失衡，肥胖只是第一步而已，接下来可能还有一堆病在等着你，不可不慎。

充满精制饮食的时代，需要改变传统观念

过去我在医院担任临床营养师时，提倡的是标准的均衡饮食，建议碳水化合物（糖类）占总饮食热量的55%～60%，豆、鱼、蛋、肉类等蛋白质占总饮食的14%。其实说真的，这已经不太符合现代人的饮食习惯了，反而比较像过去传统的农家社会：一年大部分时间吃米饭搭配青菜豆腐，鸡鸭鱼肉则是在特殊节庆时才有的奢侈搭配。

按照这样的比例，肉和蔬菜在餐盘上只有一片和一小格，而白米饭则占大部分，如果有读者自己或是家人曾经住过院、订过医院的治疗餐，就会知道我的意思了。每次巡视病房，都会有糖尿病和脑卒中患者对我说："营养师啊……医院的饭完全吃不饱！而且没味道，好难吃（因为"三高"患者都需要食用低盐餐），我怕住院营养不够、体力不足不能战胜病魔，就偷偷买别的东西吃了。"

这时我会觉得又好气又好笑，好笑的是患者们很可爱，坦白又诚实，好气的是这样没味道又吃不饱的餐食，对患者真的好吗？一味注重理论上的营养比例，却忽略了现代人的心理状态，已经习惯吃很多肉、重口味的我们，无法接受医院的标准均衡饮食，吃不饱的结果就是忍不住乱买东西吃，吃更多油脂、精制淀粉，造成了更多的问题；出院回家之后，因为已经对所谓的"标准饮食"心生抗拒，更不可能接受医院营养师安排的饮食，导致本来可以用"吃"来预防的慢性病更加恶化。

找到适合自己的饮食法，才能吃一辈子保健康

我一直相信，既然肥胖、"三高"的大部分起因都是吃错食物，那我们就更应该吃对营养把健康吃回来。抱着这个信念，我研读了近几十年各国的营养饮食研究文献，总结发现我们的邻居——日本，近十年来有许多医学博士和营养师都在提倡的减糖饮食法，和我的理念竟然不谋而合。

什么是减糖饮食法呢？做法是适当调整三大营养素的比例，把过去认为每天应该吃最多的碳水化合物的比例降低，稍微提高蛋白质、油脂的比例，搭配大量蔬菜膳食纤维，这样的饮食配置，反而能让人更有饱腹感，还可以兼具健康和美味，比较符合亚洲人的饮食习惯。

这个方法也在我的临床减肥案例中实行了 6 年，比起传统一味限制热量的高碳水饮食法，减糖饮食法的成功比例在八成以上，且没有因为这样的饮食让血脂升高（在营养师的协助下），验血报告反而都在往健康无红字的数值迈进。因此，我认为这或许是目前最符合现代人的饮食习惯，能长久执行又可以维持健康，不伤身又有效的减肥饮食法。

台湾地区卫生主管部门在 2018 年最新版的《每日饮食指南》中，提出三大营养素应占每日摄入总热量的比例是这样的：

1 碳水化合物（糖类）：占 50%～60%，约为总热量的一半。这是供应身体热量的主要来源，饮食来源为淀粉类食物、水果、蔬菜和奶类。

2 蛋白质：占 10%～20%。饮食来源以豆、鱼、肉、奶、蛋为主。

3 脂肪：占 20%～30%。以动物性及植物性油脂为主。

至于我所提倡的减糖饮食，以及这几年来受到很多人关注的"生酮饮食"，比例分配如下：

饮食方式	三大营养素比例		
	碳水化合物（糖类）	蛋白质	脂肪
均衡饮食	50%～60%	10%～20%	20%～30%
生酮饮食	5%	20%	75%
断糖饮食	每日摄入 70～130 g，三餐各 20～40 g，点心 10 g	无特别限制	无特别限制
减糖饮食	20%～40%（75～150 g）	20%～35%	25%～40%

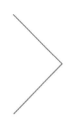

想减肥，绝不能挨饿！
每餐都吃饱，
才有动力继续瘦

过去关于减肥我们常听到的观念，多半是想减肥成功一定要少吃多动，认为只要吃进的食物总热量，少于身体活动所消耗的热量，就可以一直瘦。所以想减肥的女孩们，天天疯狂地计算卡路里，养成"小鸟胃"，每天都在节食瘦身。而且用这样的方式一定要非常有毅力，还要有恒心，因为只要不坚持，稍微几天吃多了，脂肪就会马上完完整整地全部囤积回来。我在门诊常见到许多女生还会因此产生负面情绪，很后悔、很有罪恶感，进而去催吐；还有一些人因此觉得自己是个失败者，自信心大失，从此就自暴自弃不想再减肥。

节食会养成"易胖体质"，千万别再这样做

其实，我要告诉大家的是，用这种斤斤计较计算热量、每天恐怖节食的低卡路里减肥法，减肥失败真的不是你的问题，而是迟早的事情。随着我们年纪增大，新陈代谢会越来越慢，节食只是一种最容易让你失去信心，然后自暴自弃的减肥法。

为什么我会这么说呢？因为造成我们发胖的原因很复杂，除了饮食不均和营养不良之外，肠道排便顺畅度、睡眠质量、女性生理期的经血量、生活的压力指数、运动多寡、体型体质、身体年龄和是否有新陈代谢内分泌失调问题，以及情绪性暴食等都会影响体重，绝对不是卡路里加加减减这么简单。

我曾在门诊遇到过一位 35 岁的妈妈，餐餐精算卡路里，忍受饥饿，不敢和丈夫、孩子吃一样的食物，就怕吃进太多热量变胖，三餐只吃 3 片苏打饼干、喝黑咖啡。虽然第一周瘦了快 3 kg，但每天情绪暴躁、看什么都不顺眼，经常和老公吵架、骂小孩，家里乌烟瘴气。

结果第二周还没过一半，这位妈妈就因为实在饿到受不了而破戒，开始狂吃。回归正常的饮食状态一周后，体重甚至还比之前重了 2 kg，让她整个人更忧郁难过，情绪跌到谷底。后来这个妈妈又试了一周，还是三餐只吃 3 片苏打饼干、喝黑咖啡，没想到体重 1 kg 都没减少，再加上整整一周都便秘，整个人都很崩溃。

这是非常典型的恶性节食失败的案例，因为真的很饿，很难坚持，而且只要一回归正常饮食，肥肉就会再次跑回来。不仅如此，恶性节食减肥还会养成"易胖体质"，因为身体已经记住了这种状态，当下次再节食，效果就不如第一次执行得好，只会反复失败，越减越肥。

爱吃甜点，你已经有"糖上瘾症"

过量摄入高度加工的精制淀粉，再加上现代人运动量少，真的很容易发胖。因为当人体过量摄入精制碳水化合物时，血液中的血糖浓度会快速上升，使胰岛素大量分泌，促使糖分转化成脂肪储存于体内，

〈 精制碳水化合物累积体脂的过程 〉

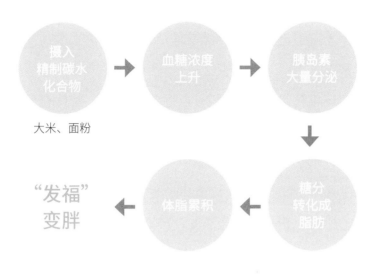

摄入精制碳水化合物 → 血糖浓度上升 → 胰岛素大量分泌

大米、面粉

"发福"变胖 ← 体脂累积 ← 糖分转化成脂肪

形成体脂。而过多的体脂，正是让人发福、变胖的关键。

常见的精制碳水化合物，如蛋糕、萝卜糕、葱油饼之类的食物，也常常伴随着高油脂的问题，让人不胖也难。不仅是发胖的问题，还有可能患有很难戒断的"糖上瘾症"。国外许多临床研究发现，经常吃精制加工的含糖食物，容易让人对甜食上瘾，而且不吃会很焦虑，一吃就停不下来，身体不断地需要糖分，而糖让血糖很快上升又下降，身体马上产生饥饿感，又想再吃。不只是甜食，如果你常吃同时含有高碳水化合物和高脂肪的食物，大脑会更容易着迷，对这些食物更加欲罢不能，特别是压力大的时候，会更想吃这类食物解压，身体和心情都会更加容易失控。

肥胖不是"吃太多"，而是吃错东西导致"营养不良"

每餐都吃饱，才会让人有想要继续瘦下去的动力。我们的身体真的很奇妙，当给了细胞充足的营养时，其实是不容易有饥饿感的，所以如果你常有饥饿感，常常想吃东西，则要觉察留意一下，是身体真的"需要"还是只是大脑"想要"。吃错营养素，身体会一直有饥饿感，那我们就试着找到自己需要的营养以及适合自己的饮食方式；但若是大脑一直想吃，而肚子其实饱饱的，那有可能是特定的事件，让你造成暴食的压力胖，我会建议要好好地去纾解压力。

肥胖，其实也是一种营养不良，当错误的饮食习惯导致身体营养不够、缺乏原料时，就无法顺利新陈代谢，进而堆积肥肉。因此，只要学会给足身体营养，吃对食物，让身体饱饱的，不用饿肚子，不用节食，也能轻松享"瘦"。

我认为减肥"不需要再斤斤计较热量"，因为永远也算不准确，每个季节的食物营养成分都会略有差异，而且许多添加物和食物不同的烹调方式，都让营养素难以计算，再加上现在市售商品的营养标识也不一定准确，所以大家不用太执着于计算营养成分，真的要算，大概估算一下就可以了，完美主义只会累死自己，并不会让你的减肥计划加速成功。

如果你一直反复减肥失败，不妨来试试风靡欧美和日本的减糖饮食法，除了每餐都能吃饱之外，还可以让你吃得很开心，再搭配个人化的饮食做适当的菜单调整，我认为这是相对来说更适合现代人的减肥瘦身方式，甚至是可以开心执行一辈子的健康饮食生活方式。

用减糖饮食法，让你长久又健康地瘦下来

节食、精算卡路里减肥 😣	营养师的减糖瘦身 😊
每一餐、每一口 都需要精算热量	掌握糖分摄入量，每餐饮食类别注意比例 （菜：肉 =2:1）即可
常常吃不饱，忍饿	餐餐都能吃到饱
对抗饥饿和食欲，情绪暴躁	正确饮食又吃得饱，精神饱满
先减掉肌肉和水分	减少形成体脂的碳水化合物摄入， 准确减脂
内分泌失调、生理期混乱、脱发	头发、皮肤都健康，甚至连过敏都消失
难以持续，容易复胖	能持续一辈子的瘦身法

> 营养师小叮嘱

减糖瘦身餐餐都能吃到饱。不过请注意，不是油炸食品或是烧烤吃到饱！食物的烹调、制作方式也必须注意，否则就会以为自己减糖了，实际上却在不知不觉中通过调料摄入更多糖类，通过油炸食品摄入不良油脂！

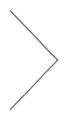

只有想要减肥的人，
才需要减糖饮食吗？

　　针对现代人过食、饱食、吃精制食物的饮食习惯，我认为低糖和减糖是目前来说最容易执行，且符合亚洲人饮食习惯的饮食法。但也有人想问，如果没有减肥瘦身的需求，平时食量不算大，也不算重口味，那么还需要减糖吗？

　　其实，我常对学生说，当你开始改变饮食习惯，调整生活方式时，就会觉得精神变好、工作效率提高、排便越来越顺畅、越来越年轻，而瘦身减肥只是美妙的附加价值而已。当身体减少碳水化合物的摄入时，就会更有胃口和容量补充平时被忽略的营养素，如膳食纤维、维生素、矿物质，以及适当的蛋白质和优质油脂，而此时身体会回馈你更多好处，具体的就等待你来发掘。可以吃饱、变开心、精神变好的营养补充方式，就是能维持一辈子的健康饮食法。

我需要立即开始减糖饮食吗?

※ 有以下任意一项就建议开始执行。

身体各项数值检测

1 BMI（Body Mass Index）超标：BMI 即身体质量指数 = 体重（kg）/ 身高^2（㎡），数值≥24 时，代表超标。

2 腰围过粗：男性腰围≥90 cm，女性腰围≥80 cm。

3 内脏脂肪超标：内脏脂肪指数标准的数值为女性 2～4，男性 4～6，如果数值大于≥10，就要特别小心。

4 体脂率过高：体脂率即人体内脂肪重量在总体重中所占的比例，30 岁以下男性≥20%、女性≥25%，30 岁以上男性≥25%、女性≥30% 即为超标。

5 甘油三酯超标：血液中的甘油三酯（低密度胆固醇 LDL-C）浓度≥130 mg/dL[①]，总胆固醇浓度≥200 mg/dL，即为超标。

6 代谢症候群：腹部肥胖、血压偏高、血糖偏高、甘油三酯偏高、低密度胆固醇偏高。只要上述 5 项中满足 3 项，就有代谢症候群的问题。

7 脂肪肝：肝脏细胞脂肪含量≥5%，被医生诊断为脂肪肝。

8 妇科相关问题：多囊性卵巢、月经失调等。

生活和饮食习惯检测

9 糖上瘾现象：每天都要喝一杯含糖饮料，爱吃面包、蛋糕等糕饼类食物，吃不到会很忧郁或焦虑。

---

① mg/dL 是毫克每分升，是个浓度单位，dL 是 1/10 升的意思，就是 100 立方厘米。

10 甜食控：包里常备糖果、饼干、巧克力之类的零食。

11 嗜睡：早上总睡不醒、起不来，午饭后昏昏欲睡。

12 饮食不均：三餐无法定食定量，经常乱吃。胃痛，胃食道反流。

13 记忆力减退：开始记忆衰退，可能是吃太多精制糖的原因。

14 轮班、睡眠不正常：需要加班、值夜班。

15 应酬喝酒：工作经常需要应酬、喝酒、吃宵夜。

16 习惯性熬夜：熬夜会让肝脏运作失常、影响胰岛素的作用，使吃进肚子的糖类更容易转化成脂肪储存在体内。

17 便秘：排便不顺，1 周排便次数少于 3 次。

18 水肿：喜欢吃重口味的食物，导致水分代谢、血液循环差。

19 头晕贫血：总是精神不济，整个人懒洋洋，做什么都提不起劲，头昏脑涨，思绪不佳。

20 暴饮暴食：压力大、感觉疲劳时，喜欢用大吃大喝来发泄情绪。

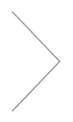

营养师的
减糖饮食5阶段

〈第一阶段〉均衡摄入期

　　毕竟罗马不是一天建成的，如果一开始就要大家立刻进行减糖饮食，就难以坚持，然后体重反弹，让瘦身计划很难继续下去。所以在正式进行减糖饮食前，我建议大家先养成正确的营养观念，改变过去错误的饮食习惯，为接下来的减糖阶段做准备。

*第一步：以白开水取代有糖饮料，建议每日饮水量为体重（kg）乘以30 mL。如果初期没办法适应没有味道的白开水，可以选择无糖气泡水、无糖茶，或是自己动手做柠檬水和水果水，珍珠奶茶、啤酒等就别碰了。

*第二步：不碰蛋糕、薯片、饼干，还有糖果、糕饼等甜食。这些食物的主要原料多有含糖量高的问题，制作过程中常加入大量的反式脂肪酸并添加糖。

*第三步：减少白色淀粉的摄入。白色淀粉指的是经过高度加工、膳食纤维含量少的精制碳水化合物。如白米饭、白面条、白面包等，食用过量后容易导致血糖飙升，造成胰岛素敏感

度下降、分泌不足，引发代谢异常等问题。

*第四步：增加蔬菜的食用量。现代人的三餐为外食时，常会忽略蔬菜
　　　　的摄入，建议每天要吃 3 ～ 6 份蔬菜，也就是每餐吃 1 ～ 2
　　　　个拳头大的蔬菜，补充植化素和膳食纤维，增加饱腹感。

*第五步：增加蛋白质的摄入。除了遵守《每日饮食指南》的豆、
　　　　鱼、蛋、肉的摄入量建议外，对有减肥需要的人来说，更
　　　　要避免摄入香肠、热狗、火腿等加工肉制品。改吃完整的
　　　　肉块，或选择鸡肉、鱼肉、海鲜等白肉，以及植物性的蛋
　　　　白质，如豆腐、豆浆、豆干等黄豆制品，可降低饱和脂肪
　　　　酸的摄入。

*第六步：少吃油炸食品、高度加工食品、重口味食物。远离油炸食
　　　　品，常加入淀粉、赋形剂的加工丸饺类，以及经勾芡、乳
　　　　化处理的酱油膏、辣椒酱、辣椒油等调味料。避免钠离子
　　　　摄入过量，减少肝、肾代谢负担。

〈第二阶段〉碳水减量期：每日糖分摄入 150 g

在养成基本的饮食好习惯后，就可以开始将每天摄入的碳水化合
物总量，从占总热量的 55% ～ 60% 降低到 40%。以正常成年人换算，
就是把每天摄入碳水化合物的分量从 200 ～ 225 g 降到 150 g 左右。

这个阶段在主食（碳水化合物）的挑选上，建议避开白色淀粉，
可以用地瓜、马铃薯、南瓜、山药等根茎类植物，或是糙米、红豆、
绿豆、燕麦、藜麦之类的五谷杂粮来代替精制白米饭、白面条。

※ 各阶段的糖分摄入建议，以每天 1500 大卡为基准。

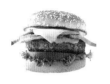 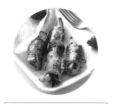 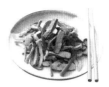

早餐 ▶▶▶ 糖分 75 g　　午餐 ▶▶▶ 糖分 45 g　　晚餐 ▶▶▶ 糖分 30 g

参考饮食组合：

早餐：汉堡 1 个＋无糖豆浆 1 杯＋茶叶蛋 1 个＋小番茄 1 碗。

午餐：地瓜（小）1 个＋3 个拳头大的蔬菜＋猪里脊肉卷 1 份（第 108 页）。

点心：毛豆椰奶酪（第 180 页）。

晚餐：彩椒豆干肉丝 1 份（第 116 页）＋鸡肉咖喱姜黄菜花饭 1 份（第 68 页）。

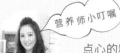

营养师小叮嘱

点心的糖分计算合并在午餐内，下午没有吃点心习惯的朋友，可在中午搭配点心。

〈第三阶段〉积极燃脂期：每日糖分摄入 110 g

将一整天的碳水化合物量，减少到占总热量的 35% ～ 40% 左右，也就是把每天摄入的糖分降到约 110 g。因为在体内有大量糖分的情况下，会优先燃烧糖类，把它转化成身体运作需要的能量，等其燃烧完，才开始燃烧体内的脂肪。

通过积极降低饮食中碳水化合物的总摄入量，让身体处于没有太多糖类可以燃烧的状态，搭配适当的运动，就能帮助身体启动燃脂机制，甩掉多余的体脂。

建议三餐分配量

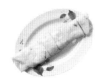 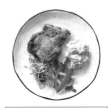

早餐 ▸▸▸ 糖分 50 g   午餐 ▸▸▸ 糖分 35 g   晚餐 ▸▸▸ 糖分 25 g

参考饮食组合：

早餐：金枪鱼玉米蛋饼 1 个＋无糖豆浆 1 杯＋木瓜 1 份。

午餐：地瓜 1 个＋2 个拳头大的蔬菜＋番茄菇菇松阪猪 1 份（第 110 页）。

点心：鸡蛋布丁（第 176 页）。

晚餐：节瓜面 1 份（第 80 页）＋2 个拳头大的蔬菜＋牛油果酱香煎鸡腿
　　　肉 1 份（第 104 页）。

营养师小叮嘱

积极燃脂期，一定要搭配适当的运动，以有氧为主，运动量以运动后不想大吃为原则。

〈第四阶段〉突破停滞期：每日糖分摄入 75 g

执行减肥计划一段时间后，生理机能在习惯健康饮食的情况下，基础代谢、新陈代谢速率会趋于稳定，容易陷入减肥停滞期，也就是体脂率、体重不动的情形。所以为了重启身体燃脂，建议试着再把糖分摄入量减半，将每日碳水化合物热量降至总热量的 20% 以下。

建议三餐分配量

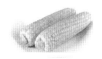

早餐 ▶▶▶ 糖分 35 g

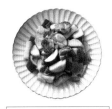

午餐 ▶▶▶ 糖分 25 g

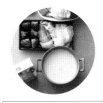

晚餐 ▶▶▶ 糖分 15 g

参考饮食组合：

早餐：地瓜 1 个或玉米半根＋高纤无糖豆浆 1 杯＋红心火龙果 1 份。

午餐：豆腐饭 1 碗（第 90 页）＋ 2 ～ 3 个拳头大的蔬菜＋蒜炒节瓜鸡腿肉（第 100 页）。

点心：切块奶酪或凉拌黑胡椒毛豆。

晚餐：鱼片豆浆锅（第 158 页）。

营养师小叮嘱

注意！每人每天最低要摄入 50 g 的糖分，来维持大脑的日常运作，否则容易感到头晕、疲劳。考虑到平时还要工作，因此突破期 75 g/ 日的摄入量，也不适合长久执行，最多吃一周，就要恢复第三阶段的"积极燃脂期"饮食。想加速突破停滞期，可搭配适量肌力训练，但不能过度撕裂肌肉，以不受伤为原则，切莫和别人比较。一定要做几组，重点是找到自己可负担的量！

〈第五阶段〉平稳维持期：每日糖分摄入 130 g

减肥、维持好身材是一辈子的事情，所以一定要选择让自己感到轻松不费力的方式，舒服、自在地让健康饮食融入日常生活。平稳维持期，建议把每天摄入的糖分维持在 130 g。

建议三餐分配量

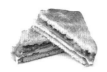 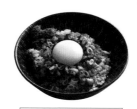 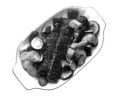

早餐▶▶▶糖分 65 g　　午餐▶▶▶糖分 35 g　　晚餐▶▶▶糖分 30 g

参考饮食组合：

早餐：切边全麦三明治 1 个＋无糖茶 1 杯。

午餐：味噌蛋豆腐饭（第 92 页）＋番茄菇菇松阪猪 1 份（第 110 页）。

点心：枸杞红枣黑木耳养生饮（第 168 页）。

晚餐：香煎牛小排（第 120 页）＋ 3 个拳头大的蔬菜。

营养师小叮嘱

维持期可以每周设定 1～2 天的美食日，让自己抛开所有的限制，认真和朋友、家人聚餐，毕竟人生还是需要一些美食来享受和放松，隔天再继续加油，身体仍然会继续该有的新陈代谢。

找出自己的身体使用手册，用舒服的节奏瘦下去

减肥一定会有停滞期，这5个阶段，有些人只花了2个月，有人却用了整整1年，不用太过勉强自己，不用和他人比较。如果你因一些疾病正在服药，或是体质比较特殊，建议还是找营养师和医生做完整的评估，再执行新的饮食方式，这样比较安全。

不小心超过了每个阶段的限糖量怎么办？千万不用太沮丧，不管是谁，在开始改变已经习惯了多年的饮食方式时，一定会有一段不适应的阵痛期。当因为想吃，或是刚好外食超量，不小心破戒了也没关系，只要在下一餐重新开始就可以了，重点是不要自我批判，接纳当下破戒的自己，持续"想要减肥、想要健康"的意愿，多喝水，多补充蔬菜，睡个好觉或是用运动转移一下心情，慢慢拉回减糖的轨道就好。

我们的身体不是机器，任何改变都该循序渐进，并按照个人的状况、体质去调整。最重要的是，如果想要减肥成功，就需要在心理满足的情况下进行，这样身体才会持续往健康、良好的体态迈进。

减肥是一辈子的事情，把自己逼得太紧，反而会让你因为压力而容易放弃。建议大家在开始减糖时，一定要记录每天的饮食，若觉察到自己在某些时候常常破戒、吃过量，试着发现其中有没有共通的惯性，甚至可以试着找出你个人特有的行为模式，作为一直瘦不下来的关键解套之钥。如果在饮食记录里发现失败的原因是忍不住偷吃零食、甜点，那就代表正餐吃得不够多，可以适当增加分量，实实在在地吃饱，也可以多准备一些减糖"点心"，如无糖高纤豆浆、奶酪、卤味蔬菜等，饿了、嘴馋或压力很大想暴食的时候吃一点。

聚餐、外食的时候，维持减糖饮食的六大原则

原则 1： 选择加工少，看得出食物原始样貌的碳水化合物。如蒸 / 烤地瓜、马铃薯、南瓜、山药、玉米等含纤维的根茎类淀粉。

原则 2： 挑选烹调方式简单的菜。一般来说，烤、蒸、煮、凉拌的食物，含糖量比起油炸、勾芡、糖醋及红烧做法的食物低。

原则 3： 不点果汁、汽水等含糖饮料，多喝店家提供的柠檬水、无糖茶，不但可以补充茶多酚和维生素 C，也更健康。

原则 4： 拒绝酒精饮料。酒类饮品含糖量不少，且酒精会增加肝脏负担，影响脂肪代谢。

原则 5： 每餐至少吃 2 ～ 3 种蔬菜。可以多点一些沙拉、炒青菜、蔬菜汤，为自己的健康加分。

原则 6： 学会分享与挑食。和亲朋好友一起分享餐食，特别是蛋糕等甜食，一人一口感情更好；聪明挑食，避开精制淀粉的食物，如米饭、面条、水饺等，也是避免减糖饮食破功的好方式。

营养师的外食秘诀

依照餐厅类型挑选减糖食物

一、自助餐 〔推荐指数〕★★★★★

自助餐的菜色多元，选择也比较丰富，是很适合减糖饮食的选择。

1. **主食淀粉：**优先选择糙米饭 / 五谷饭或地瓜饭，而且只吃 1/2 碗，或依个人食量减半。

2. **蔬菜：**挑选各种颜色的蔬菜 2～3 种，尽量避开包裹面衣油炸、勾芡的蔬菜。

3. **蛋白质：**可以挑巴掌大的蒸鱼 / 煎鱼，或是卤肉 / 卤豆腐。

4. **汤品：**选择清汤来喝，海带汤 / 萝卜汤 / 紫菜蛋花汤都很好。

二、小吃摊（外卖店、面店） 〔推荐指数〕★★★☆☆

小吃摊的重点就是避开炒饭、炒面、炒米粉、烩饭之类的主食，多吃些烫青菜、卤味小菜、清汤。

1. **主食淀粉：**不点面条、米饭。

2. **蔬菜：**点盘烫青菜，卤味小菜首选海带 / 凉拌小黄瓜 / 泡菜。

3. **蛋白质：**可以切些豆干 / 豆皮、卤蛋，来块豆腐，或一份嘴边肉 / 海蜇皮。

4. **汤品：**青菜豆腐汤 / 味噌汤 / 馄饨汤 / 牛肉汤。

三、综合餐厅

其实综合餐厅因为菜色选择多、海鲜多元，更能选择、搭配出合适的减糖饮食组合。

1. 主食淀粉： 避开意大利面、炒饭、焗面之类的精制淀粉食物。

2. 蔬菜： 多吃不同颜色的蔬菜或蔬菜沙拉，目测蔬菜的分量要比蛋白质分量多一点。

3. 蛋白质： 虾、螃蟹、牡蛎、蛤蜊、干贝等海鲜，或是烤牛排、烤鸡等，都是美味的选择。

4. 汤品： 选牛肉清汤或海鲜汤、蔬菜清汤，只要非浓汤类的都可以。

5. 饮料： 别碰果汁、奶昔、奶茶之类的含糖饮料，可以选无糖的红茶、绿茶、花草茶，或无糖气泡水。

6. 甜品： 可以吃一小份奇异果、蓝莓、葡萄、凤梨等新鲜水果。冰激凌、蛋糕这些甜点，其实在执行减糖饮食的过程，因为身体已经慢慢习惯，也就渐渐不想吃了。如果真的想吃，可以和家人、朋友分着吃几口，有满足的感觉就好。

四、意式 / 美式餐厅

西餐是减糖饮食的好伙伴，只要避开比萨、意大利面，其他大部分菜品都很好。

1. 主食淀粉： 不点意大利面和比萨。点汉堡时，少吃一片汉堡面包。

2. 蔬菜： 蔬菜沙拉、烤蔬菜都是很棒的蔬菜来源，可多吃。

3. 蛋白质： 牛排、猪排、海鲜等主菜都是很好的选择。

4. 汤品：选牛肉清汤、海鲜汤、蔬菜清汤，注意要避开浓汤类。

5. 饮料：不要喝酒，可以选柠檬水、无糖茶或黑咖啡。

6. 甜品：甜点尽量不吃，或是和亲友分享吃一两口尝鲜。

五、火锅店 〔推荐指数〕★★★★★

火锅减肥法是我的最爱，不仅蔬菜多，食物是直接烫的，而且健康少
负担。

1. 主食淀粉：不要米饭、面条、米粉类。

2. 蔬菜：火锅拼盘里蔬菜本来就多，可以请店家把加工丸饺类也换成
蔬菜。

3. 蛋白质：只要不是加工的鱼丸、贡丸、烟熏培根就行，选择肉片及
海鲜。

4. 汤品：选择清汤、菌菇汤底，若是麻辣锅则不喝汤。

5. 蘸酱：酱料建议可以多加葱、蒜、辣椒之类的香辛料提味，不加勾芡
类酱料，如沙茶酱、豆瓣酱、豆腐乳等。

六、快炒店 〔推荐指数〕★★★★☆

快炒店选择多且出菜快，可以点很多蔬菜和肉，只要烹调方式不是油炸、
勾芡及糖醋类的都很适合。

1. 主食淀粉：不点米饭、炒饭、炒面、烩饭、粥等主食，改成多点几道
菜分食。

2. 蔬菜：炒时蔬、蔬菜沙拉都很好。

3. 蛋白质: 蒜泥白肉、葱爆牛肉、白斩鸡、凉拌海鲜,选择多元。

4. 汤品: 蛤蛎汤、蚵仔汤、下水汤、青菜豆腐汤、鱼汤等清汤。

七、快餐 〔推荐指数〕★☆☆☆☆

减糖过程中进快餐店也可以,但点餐要注意的事项比其他外食餐厅多,"地雷"食物也多,一定要多注意。

1. 主食淀粉: 如果点汉堡的话,建议至少拿掉一片汉堡面包,吃完里面的肉和蔬菜。别碰薯条、薯块。

2. 蔬菜: 搭一份蔬菜沙拉,或是不点汉堡,改点一份鸡肉沙拉。

3. 蛋白质: 选烤鸡比炸鸡好,或炸鸡去皮。

4. 汤品: 不建议喝玉米浓汤,优先点番茄蔬菜汤。

5. 饮料: 避开可乐等汽水,改点无糖的茶或无糖黑咖啡、拿铁。

八、便利商店 〔推荐指数〕★★★★★

随处可见的便利商店,往往是外食族最方便的首选,认真挑选可以轻松减糖。

1. 主食淀粉: 地瓜、玉米都很棒。

2. 蔬菜: 蔬菜沙拉、温沙拉、关东煮蔬菜。

3. 蛋白质: 茶叶蛋、溏心蛋、蒸蛋、豆干、毛豆、鸡腿和鸡胸肉。

4. 汤品: 冲泡海带芽汤、冲泡味噌汤等清汤。

5. 饮料: 无糖高纤豆浆、无糖的茶或黑咖啡。

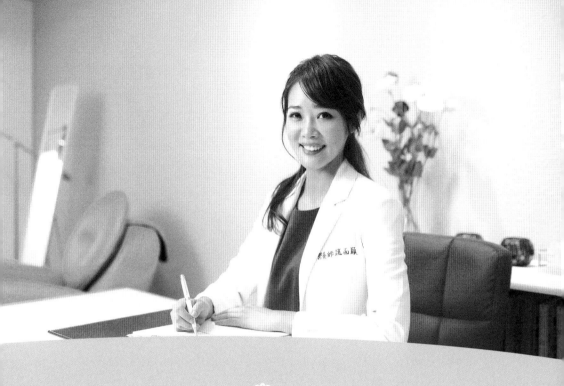

Part 2

转换减糖饮食，成功瘦身！

8 种不同肥胖类型的
减肥成功案例

1 甜食失控型肥胖

戒不了点心，甜点停不了口

Profile

30 岁的女性，工作是营销策划。虽然体重只有 54 kg，不算胖，但是体脂率高达 32%。最多时一天可吃 3 个菠萝面包当点心，包里随时都有小饼干、巧克力和糖果，几乎只喝全糖饮料，很少喝水。

　　盈珊（化名）是一位个子娇小的女生，打扮相当时髦、亮眼，她穿着剪裁宽松、流行的西装外套和裤子，光看外型和胖一点都扯不上关系。可是当我请她站上体脂仪时，却发现身高 158 cm、体重 54 kg 的她，内脏脂肪指数高达 8！一般来说，这年龄的女生数值在 3 ～ 5，而她是名副其实的"泡芙人"。

　　在我对盈珊说明这个检查数字代表的意义后，她也相当紧张，直问："营养师，这样还有救吗？"为了安抚她的情绪，我告诉她别担心，让我们先来弄清楚，究竟饮食习惯上哪里出了问题，才会有这样的结果。

过量的甜食和全糖饮料，尿道发炎好不了

原来，现年30岁、从事营销策划工作的盈珊，从小就是个嗜甜、爱吃糖的"甜蚂蚁"。家里橱柜、办公室抽屉，甚至包里都随时放满巧克力、饼干、糖果、面包等零食。常被同事戏称是个"移动式零食柜"，只要有她在，就不怕没食物，她的最高纪录甚至可以在一日三餐之外，连吃3个菠萝面包当点心。

尤其是每当提案压力大时，她喜欢和同事一起订奶茶，而且几乎只喝全糖饮料，很少喝白开水。直到最近，因为尿道反复发炎、感染，怎么吃药、看医生都好不了，甚至连盆腔都发炎，吃抗生素吃到怕，担心之后影响生育，她才正视这个问题。

在了解盈珊的饮食习惯后，我发现她除了精制糖摄入过多外，每天摄入的食物含糖量也相当惊人，已经有"糖上瘾症"了。她也说自己很清楚减肥要戒零食和饼干，但觉得一天没有甜食就像是呼吸不到空气，有会死掉的感觉。

好吧。我认为减肥，就一定要开心，不能痛苦，这样才会成功，毕竟罗马不是一天建成的，但要她从"绝对不能吃任何面包和饼干、马上戒甜饮"开始，我想她应该执行不了，因为这也实在强人所难。

因此，我先让盈珊把喜欢的下午茶点心菠萝面包，换成烤地瓜或水煮玉米，有糖分，吃起来也甜甜的，让大脑和味觉认为"今天也有吃到糖"，慢慢地也把蛋糕、饼干等零食换成糖分较低的黑巧克力。

全糖奶茶改为自制水果水，衣服尺寸小两号！

盈珊还有每天喝一杯奶茶的习惯，我先让她换成低糖高纤豆浆，

补充营养之余，微甜又带有纤维的豆浆饮品，还让她有满足感，另外也建议她多补充白开水，帮助身体代谢脂肪。

但是，盈珊一听到要喝白开水，就很苦恼地对我说："营养师，我真的很不喜欢白开水的味道，难道没有别的选择吗？"于是我建议她自己做"漂亮的水果水"，把柠檬片、苹果、凤梨、葡萄等当季、带有酸酸甜甜滋味的水果，切块或戳洞放进漂亮的透明玻璃瓶，再倒入饮用水浸泡 15～30 分钟，让水带有水果香气，也可另外放入薄荷叶增添风味。

这样的自制水果水，竟然意外地让盈珊爱上了喝水，她每天都拍漂亮的、不同颜色的水果水的照片给我看，甚至她的衣服也和水果水的颜色很搭，真让人赏心悦目。

盈珊在慢慢戒掉吃甜食、喝奶茶的习惯后，她的胃里不再塞满没营养的零食饼干，取而代之的是很多蔬菜、优质蛋白与富含纤维质的根茎类淀粉。坚持近半年，不仅尿道发炎感染的频率渐渐减少，她的内脏脂肪指数也从原本的 8 降低到标准的 3，不只身体变轻盈、体力提升，衣服尺码更从 L 号减至 S 号，足足小了 2 个尺寸，身体也不再受甜食控制，而是想吃的时候选择性地吃。

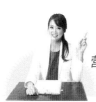

营养师的
快│瘦│教│室

瘦身重点	✓ 把面包、蛋糕等点心，换成烤地瓜、水煮玉米；饼干等甜食，换成黑巧克力。
	✓ 奶茶换成低糖高纤豆浆。
	✓ 每天喝 2 L 水，可以自制"水果水"，拍照打卡上传社群，增加动力。
	✓ 让胃里充满该吃的蔬菜、蛋白质和好的淀粉食物，取代甜食零食。
成果	▸▸▸半年内，内脏脂肪指数从 8 降至 3，衣服尺码从 L 变成 S。

案例

2 水肿型肥胖

饮食重口味，任何食物都要加人工调料

Profile

28 岁的职场女性，因听闻吃辣可以减肥，所以吃汤面、水饺等各种食物时，总要加上几大匙辣酱、辣椒油才过瘾。没想到，却因此越减越肥，还饱受水肿的困扰。

28 岁的宜臻（化名），一见到我，就急着诉说自己的苦恼："函颖营养师，我最近水肿好严重，总觉得小腿肿胀，不仅裤腿变紧，早上出门穿鞋子的时候，更是明显感觉鞋子好像小了一号，该怎么办……"

听信"吃辣减肥"偏方，不瘦反胖

仔细确认后，我发现她的肾脏并没有问题。原来身高 152 cm，体重 60 kg 的宜臻，受邀担任伴娘，为了能在 3 个月后朋友的婚礼上靓丽登场，一直在寻求减肥的方法。后来在网络上看到有人分享，吃辣可以帮助促进新陈代谢、燃烧脂肪，这让从小就热爱重口味食物、喜欢吃辣的她开心不已！

于是连续两个星期，不管是吃汤面、水饺，还是其他食物，她总要加上几大勺辣酱，希望可以借此瘦身成功。但没想到的是，持续两周后，她的体重不减反增，胖了 2 kg，到了历史新高的 62 kg。不只是体重增加，小腿也肿胀得不得了，连已经买好要在朋友婚礼上穿的高跟鞋都穿不下了。

当我问她每天喝多少水时，宜臻说：“我怕水肿更严重，所以都不太敢喝水。”这其实已经是不知道第几百人这样回答我了，面对这个不知道哪来的误解，我已经见怪不怪了。

我向她解释，虽然辣椒、胡椒等香辛料中的辣椒素和胡椒素成分，确实有促进身体能量消耗的作用，但是，这指的是单纯的干胡椒粉及生辣椒，而非加工过后含有大量油脂、大量钠的辣酱或者豆瓣酱等加工调料。一旦我们的身体吃进过量的钠，便会使身体中的水分滞留在体内，再加上平常在办公室久坐，就会导致下半身越来越肿。

选择新鲜调料，减肥时期照享美味

听到让自己不瘦反胖的原因，居然是吃辣椒酱，宜臻忍不住产生疑问，难道想要变瘦，就一点辣都不能吃，只能吃没有味道的食物吗？其实只要改用天然的新鲜辣椒或干辣椒、辣椒粉，取代辣椒油、辣椒酱等加工调料，瘦身族一样能享受辛辣的滋味。

我建议她选择新鲜的辣椒、洋葱、胡椒、大葱、大蒜等天然香辛料，来增添菜的风味；同时建议她每天喝 2 L 水，吃一些香蕉、奇异果、芹菜等高钾蔬果；并要办公室在 5 楼的宜臻改变久坐不动的习惯，养成每天上下班走楼梯的习惯，增加运动量，运动完也要适度放松腿部肌肉，按摩小腿搭配用热水泡脚。

持续两周后，宜臻开心地分享她最拿手的菜：川味鱼片加辣椒、花椒，并加入很多蔬菜，只吃料不喝汤，这种方式让她感觉很满足。而且，在调整饮食的过程中她发现，每次吃完重口味食物后，开始觉得口渴，就会自主再多喝 300 mL 水，不仅水肿问题得到了改善，还比原先的体重瘦了 1 kg！

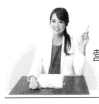

营养师的
快 | 瘦 | 教 | 室

瘦身重点	⊘ 以新鲜调味食材（辣椒、洋葱、胡椒、大葱等）取代人工调料，增添风味。
	⊘ 每天喝水 2 L，如吃了重口味的食物则再多喝 300 mL 的水。
	⊘ 多吃钾含量高的蔬果，如香蕉、奇异果和芹菜。
	⊘ 增加运动量，改走楼梯，并且按摩小腿，用热水泡脚。
成果	▶▶▶ 2 周内瘦了 3 kg，水肿的情况得到改善。

3 压力疲劳型肥胖

熬夜、睡眠不足，3 年暴肥 20 kg

Profile

37 岁的广告公司中层主管，经常熬夜加班，最高纪录曾工作到快凌晨 5 点才回家，洗个澡又去公司上班。长期熬夜并处于高度压力的环境下，短短 3 年，就胖了 20 kg。

怡惠（化名）是广告公司的一个中层主管，负责任、谨慎的个性，让她在工作上几乎事必躬亲。自从两年前接下主管职务后，每天从早上 10 点，工作到晚上八九点，已经是常态。有时候为了给客户赶方案，晚上 12 点下班也不稀奇，最高纪录她甚至曾加班到快凌晨 5 点才回家，洗了澡又回到公司上班。

另外，由于接下主管职务，对上要面对上司，对下要盯紧下属，长期高压、熬夜的生活，让原本体重 55 kg 的怡惠，短短 3 年就胖了 20 kg。她苦恼地表示："不但衣柜很多衣服穿不下，前阵子参加大学同学会，更是被笑说变化太大差点认不出来。"实在是太委屈了，才下定决心一定要瘦身成功。

不仅要改变饮食，更要改变心态

当我进一步询问怡惠的饮食、生活习惯时，发现她因为经常要加班，常和同事一起点外卖，选择含高精制淀粉的汉堡、薯条、炒饭、炒面当晚餐，有时加班回家后，甚至还会吃炸鸡、泡面当宵夜。而且虽然每天忙到很晚，但因为工作压力大，还是难以入睡，甚至常因为梦到下属出错在半夜惊醒。

怡惠急着瘦身，不过，在了解她的生活习惯后，我发现她发胖的主因是几乎天天熬夜、睡不好，因此在饮食的部分，我建议她先从适度减糖开始，把白米饭和面条，替换成纤维含量较高的糙米、地瓜或马铃薯。每餐尽量吃足 2～3 份蔬菜，来补充膳食纤维，并增加饱腹感。

除此之外，我建议她要调整"什么都自己来"的心态，练习交办工作、信赖下属，并每周留一天下班时间给自己，不管是让自己睡饱，还是做岩盘浴、SPA、按摩放松一下，舒缓紧绷的神经。

而我的建议，让怡惠相当惊讶。"营养师，你是第一个对我这样说的人！大家都说减肥就要赶快运动，你怎么叫我去睡觉、去按摩啊？"

睡眠不足，不仅更容易胖，还容易伤肝

其实，睡眠不足，不仅会让饥饿素上升、瘦体素下降，使人容易感到饥饿，产生想吃东西的欲望，而且长期熬夜更会增加肝脏损伤、造成肝脏无法正常运作等问题，使新陈代谢速率下降、脂肪大量囤积。所以，怡惠在长期吃得不对、身体代谢力差的状况下，自然是不胖也难。因此，比起急着运动，好好睡饱、调整失常的内分泌系统更重要。

在经过 3 周的作息调整后，怡惠的体重就从 75 kg 降至 73 kg，整个人看起来气色也更红润、更有精神了。不过，怡惠还是说她真的戒不掉吃宵夜的习惯，下班回家好好放松后，就忍不住想大吃。

在考虑准备的便利性后，我建议她可以在冰箱放一些番茄和毛豆，下班嘴馋的话可以吃一点。番茄中有膳食纤维、维生素 C 和番茄红素，可以增加饱腹感，提升抗氧化力，帮助清除熬夜产生的自由基，是避免身体发炎、肥胖的优质蔬菜。搭配盐味毛豆，丰富的蛋白质能给她饱腹感，还可以一边看韩剧一边吃，很方便。若还是真的很想吃泡面，就拿泡面的调料来煮魔芋丝、玉米笋、木耳、菜花等蔬菜，如此，慢慢地，她就戒掉了一定要吃泡面才能入睡的习惯。

而怡惠在进行减糖饮食，改变心态和维持充足睡眠的前提下，半年后体重就减轻了 15 kg，体脂率也从原先的 32% 降至 23%，衣服小了好几个尺码，看起来也更年轻有活力。

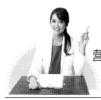

营养师的
快 | 瘦 | 教 | 室

瘦身重点	☑ 用糙米、地瓜等取代米饭和面条，每餐吃足 2 ～ 3 份蔬菜。 ☑ 改变心态，空出放松的时间给自己，提升睡 眠质量。
成果	▶▶▶半年内瘦了 15 kg，体脂率从 32% 降至 23%，衣服小了好几个尺 码，精神变好，看起来年轻许多。

4 体虚型肥胖

贫血、畏寒、月经失调，产后肥胖无法运动

Profile

40 岁的家庭主妇，生第二胎时体质变虚，常常手脚冰冷、畏寒，习惯喝热甜饮或浓汤取暖。产后身材一直无法恢复，从 65 kg 胖到 80 kg，偏偏运动 5 分钟就会觉得气喘、胸闷，因此不敢随便运动。

40 岁的淑玲（化名）是两个孩子的妈妈，生完第二胎以后，身材就一直瘦不回来，从 65 kg 一路胖到 80 kg。生理期也不准，不是跳过一个月才来，就是很久不来，得靠医生开催经药才会比较准时，让她非常烦恼。

体虚、贫血又头晕，无法靠运动瘦身怎么办？

我询问淑玲，她的困扰是从何时开始的？这才发现，淑玲因为两年前生了二胎后睡眠严重不足，小宝贝常哭闹，再加上大宝贝也需要照顾和关心，让身为二宝妈妈的淑玲没有一天睡饱、吃饱，从此体质开始改变，容易手脚冰冷，甚至还长了带状疱疹。酷热的夏天，当老

公和孩子热到要开冷气时，她却要穿厚长袖，才不会觉得冷。每一次感冒盛行，她都是家里最先"中招"的，而且感冒经常要拖上一两个月才痊愈。

听了她的描述后，我便问她："除了常常手脚冰冷外，你会经常觉得头晕目眩吗？""营养师，你怎么知道！"淑玲非常惊讶，"我前阵子想跟着电视做些有氧体操减肥，可是才运动了 2 分钟，就喘得不行，心悸、胸闷到无法呼吸，吓得我完全不敢再做任何有氧运动。"虚弱的状况还有更多，有一次孩子坐在地上一直哭，她蹲下抱孩子，才刚起身就眼前发黑，腿软到站不稳，差点把孩子摔在地上。

用食材中的天然成分改善体质

我建议淑玲去抽个血，确认一下身体状态，毕竟她生完二孩后，就没有认真做过检查。到医院检查后，医生发现她的血红素竟然只有 9.9 mg/dL（正常值为 12 ～ 14 mg/dL），有严重贫血的症状，而且胆固醇和血糖都是超标的。

详细询问淑玲的饮食状况后，发现她因为冷，常买热乎乎的红豆汤圆、玉米浓汤、花生汤等甜汤，奶茶、热可可之类的饮料取暖，每天都要喝两杯以上。在新陈代谢不好又缺乏活动的情况下，这样吃进大量的糖分和淀粉，当然不胖也难。

因此我建议她，把甜饮和甜汤改成自制的热姜茶，补充姜辣素。姜辣素在加热后，会产生能帮助身体代谢、促进血液循环的姜烯酚；同时还要多补充含铁质的食物，如牛肉，以及菠菜、地瓜叶和苋菜等深绿色的蔬菜。除此之外，还要多补充柑橘类、红椒、黄椒等含大量维生素 C 的果蔬，帮助铁元素的吸收。

另外，因为淑玲一运动就大喘，而且对运动有恐惧感，所以我建议她不运动也没关系，可以用比较轻松的泡澡来帮助促进代谢、血液循环。

饮食方式正确，越吃越健康

在淑玲调整了饮食和生活习惯后，两周后她就瘦了近 3 kg，手脚也没有那么冰冷了。不仅整个人看起来比较有元气，精神也好了很多。不过，当我询问她在执行新饮食方式过程中有没有什么不习惯的地方时，淑玲才不好意思地说："营养师，连喝两周的姜茶，实在有点腻……"

原来，淑玲在知道多喝姜茶对改善体质有帮助后，就每天都熬一大壶姜茶，早午晚三餐都喝。虽然效果不错，但实在是太缺乏变化性了，又不敢问我，让她差点坚持不住，真是又老实又可爱。

其实，除了传统的姜茶外，把老姜加入其他菜中，也是很好的姜辣素补充方式。因此，我建议她做几道带姜的菜。如自制柠檬姜水，把带皮老姜切薄片，加入 1 L 沸水，小火煮 20 分钟后放凉，再加入适量柠檬汁，就是爽口又能减少辛辣度的美味饮品。或是把老姜切片入菜，以番茄、洋葱、胡萝卜和黑木耳做基底，加上自己喜欢的蔬菜，做成番茄蔬菜老姜汤，以及用姜丝炒木耳或肉片等都很棒。

在经过 3 个月的咨询、生活方式调整后，淑玲的血红素增加到 12.9 mg/dL，手脚不再冷冰冰，而且也不再动不动就头晕目眩、眼冒金星。经过循序渐进的调整，淑玲终于可以从慢慢走，进步到快走，提升运动量后，她现在进行长达 40 分钟以上的运动也没问题，体重更是从 80 kg 瘦到 69 kg，就连体力、精神也好了许多。

健康是幸福之本，淑玲说，她要健康地看着两个孩子长大，好好吃对的食物，适量运动，不只自己变健康，也要让全家人都健康。

营养师的
快 | 瘦 | 教 | 室

瘦身重点	☑ 把甜饮和甜汤换成热姜茶，补充姜辣素，促进身体代谢、血液循环。
	☑ 补充含铁食物：牛肉，菠菜、地瓜叶和苋菜等深绿色的蔬菜。
	☑ 摄入柑橘类、红椒、黄椒等含大量维生素 C 的果蔬。
	☑ 从慢走开始，以不勉强为原则，循序渐进增加运动量。
成果	▶▶▶ 3 个月从 80 kg 瘦到 69 kg，免疫力增加，不再体虚、手脚冰冷，贫血状况改善，一次运动 40 分钟也没问题。

5 应酬多型肥胖

聚会多、吃得晚、酒喝太多

Profile

39 岁的业务经理，晚上下班后，常常要和客户、厂商应酬。再加上工作压力大，放假也要和朋友聚会唱歌、吃快炒解压，在天天纵情于美食、美酒，把宵夜当晚餐吃的习惯下，短短 2 年多，体重就狂飙 18 kg，更有便秘、火气大、口腔溃疡、痔疮等困扰，体检报告也是"满江红"。

第一次看到昱杰（化名），我就对他印象深刻。还记得他第一次来咨询的那天晚上，气温高达 36 ℃，他穿着一身西装，满头大汗地进入门诊室，一进来就递给我一沓纸，示意我看。原来那是他的体检报告，上面各项指标几乎都是"红字"，不但体重超标，更有高血脂、高胆固醇，甚至脂肪肝的问题，被吓坏的他赶紧前来咨询，希望我能给他一些饮食建议。

吃得多又吃得晚，便秘、痔疮、脂肪肝通通来

我说明了这些数值代表的意义，又进一步询问他平常的生活习惯后，才发现原来 39 岁的昱杰是一位业务经理，因为工作需要，常常在晚上下班后，还需要和客户、厂商应酬。不但晚餐吃得晚，每次聚餐，几杯酒下肚后，更是常常不小心就食欲大开，暴饮暴食。

昱杰不好意思地承认，他最高纪录是曾经一个晚上，一个人一口气吃光两盘半的大份炒饭，其他油炸、勾芡的重口味菜，更是来者不拒。结果因为难敌美食、美酒的诱惑，原先 175 cm、65 kg 的他，升职短短 2 年多，体重就狂飙 18 kg，胖到 83 kg，整个身材完全走样。

"有一天，我在路上偶遇 2 年前离职的同事，想上前打招呼、寒暄一下。没想到对方一脸茫然，直到报上姓名后，对方才认出我来，实在是太尴尬了！"昱杰无奈地说。到最近这半年，他更是常常没走几步路就气喘，体力大不如前，甚至还有火气大、口腔溃疡、痔疮等问题。加上被医生确诊有脂肪肝，昱杰才终于意识到，自己的健康已经亮起红灯。

我请他测量内脏脂肪含量，要知道内脏脂肪指数大于 8 就有脂肪肝的风险，没想到昱杰的内脏脂肪指数竟然达到 15，比标准值高出许多。而这个结果也让他大吃一惊，直呼："天啊，这不就代表我身体里都是油吗？营养师，这还有救吗？"

"别紧张，我们深呼吸放松一下，其实只要有心，从现在开始改变饮食习惯，都还来得及。而且脂肪肝是有机会逆转的，只要认真努力，绝对没问题。"我安抚了紧张的昱杰，对他说调整饮食，就可以改善他的大部分问题。

适度减糖并补充维生素 B，减少应酬的后遗症

考虑到昱杰工作应酬的需要，要他完全不喝酒、不应酬，实在不太容易。所以我建议他，如果知道今天晚上有应酬的需要，早餐、午餐就少吃油炸、含高精制淀粉的食物，适度减糖，多吃一些富含膳食纤维、能提升饱腹感、比较没有负担的食材，留一些肚子给晚餐应酬使用。

如早餐舍弃面包、包子、馒头等含大量精制淀粉的食物，改选蔬菜蛋饼，或是以烤地瓜搭配茶叶蛋、无糖高纤豆浆，就是营养均衡又能吃饱的好选择。午餐时，则尽量避免汉堡、薯条等含精制淀粉的速食，还有办公族常会订的炸鸡腿、卤排骨外卖。可以利用午休时间，走到附近的小吃店，点碗菜肉馄饨，搭配烫青菜、卤蛋、豆干、卤海带，每天多喝水，帮助代谢。

晚上的应酬，为了避免昱杰肝脏持续发炎，建议他饮酒时不要混酒，避开高酒精浓度的威士忌、伏特加等酒精饮品，浅尝几杯就好。另外，喝酒前要补充维生素 B，也可搭配姜黄素、朝鲜蓟等有助于保护肝脏的营养素，之后再喝酒，身体负担就会比较轻。

切忌空腹喝酒，喝酒前最好先吃些蛋白质、蔬菜垫垫胃。像点盘凉拌毛豆、泡菜、海带芽，就是增加饱腹感，避免喝酒后胃口大开、暴食的好方法。另外，应酬地点挑日式居酒屋，素菜菜式比较多、可以共享菜品的场地，多点些烤肉串、海鲜、蔬菜、凉拌菜、竹笋，不碰炒饭、炒面、加工丸饺等精制淀粉和油炸食物，放慢进食速度，就可以减少身体的负担。

如果工作之余，想和朋友聚会，在快炒店中就尽量点蔬菜和海鲜，

喝啤酒时请减量，且喝一杯酒就搭配一杯水，帮助酒精代谢；而唱歌局则要先吃点东西再去，点小菜、卤味即可，重点是享受和朋友在一起的开心感，而不是拼酒买醉伤身，真正的好朋友是会互相关心健康，可以在人生的道路长久陪伴的（这时就知道哪些是损友了）。

在经过 2 个月的营养咨询后，昱杰瘦了 11 kg，内脏脂肪数值更从 15 回到 9，体力、体能好了许多，便秘问题也得到改善。昱杰笑着说："感觉好像年轻了 5 岁，身体也轻快了许多。"就连厂商和客户都忍不住问他是怎么办到的。半年后复查，昱杰的高血脂、高胆固醇已得到改善，脂肪肝问题也成功痊愈。

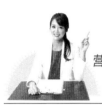 营养师的
快｜瘦｜教｜室

瘦身重点	◇ 若晚上要应酬，早、午餐则要适度减糖，改吃地瓜＋无糖豆浆，馄饨＋烫青菜、卤味，多喝水帮助代谢。
	◇ 不伤肝的应酬秘诀：不要混酒、避开酒精浓度高的酒类、应酬前补充维生素 B 和姜黄素、饮酒前先吃有蛋白质和膳食纤维的食物。
	◇ 以凉拌毛豆、泡菜、烤肉串等，取代炒饭、炒面、加工丸饺等精制淀粉和油炸食物。
成果	▸▸▸ 2 个月瘦了 11 kg，内脏脂肪指数从 15 降至 9；半年内改善高血脂和高胆固醇的问题。

6 节食便秘型肥胖

减肥精算热量，却便秘、越减越肥

Profile

25 岁的空姐，从大学时期就精算热量维持身材。平常刻意节食，用薯条、卤肉饭、米糕，还有面包、蛋糕、甜甜圈等精制淀粉摄入每日的热量。但是一直有便秘的困扰，最长曾经连续一周都没有大便，需要靠灌肠帮忙，才能顺利排便。

25 岁的秀如（化名）为了维持好身材，从大学时期就热爱卡路里减肥法。平常刻意节食、精算食物热量，就是为了可以吃到偏爱的薯条、卤肉饭、肉粽、米糕，还有面包、蛋糕、甜甜圈等由精制淀粉及高油脂组成的食物。

饮食不均衡，吃错食物，越减越肥！

求学时这样吃没什么问题，但自从秀如大学毕业，顺利考上空姐后，常常要飞夜班、长班，需要倒时差，身体代谢能力大不如前。加上空姐圈的前辈制度很严格，有各种小圈子，常让她倍感压力，需要靠大吃喜欢的食物来解压。

因长期蔬果摄入不足，秀如一直有便秘的困扰，曾经连续一周都没有排便，需要靠灌肠才能顺利排便。秀如尴尬地说："每次飞过夜班、长班，别人的行李是腾出空间带各种保养品、彩妆品，我是要带好灌肠工具出门，才能安心。"灌肠时还要和室友沟通，说她需要长时间用洗手间，这常常让她既胆战心惊又自卑，就怕被人发现。

除了便秘问题让她感到头痛之外，这一年她更明显感受到，即使精算吃下食物的热量，小腹也越来越凸出，让爱美的秀如难以忍受。"天啊，营养师你知道吗？我拍照时都要深吸一口气，肚子才不会跑出来，就算节食，效果也有限，该怎么办！"

听完秀如的问题，我要她赶快放弃过去错误的节食精算热量减肥法，如果没有从均衡饮食的角度出发，每天吃得不够，营养摄入不均衡，不但不会变瘦，反而脂肪代谢会越来越差，整个人也就越减越胖。

适度减糖，配合增加蔬果摄入量，改善严重便秘

再加上，秀如热爱高 GI（升糖指数）值的精制淀粉，这些食物进入肚子里，很容易就会转变成脂肪，堆积在体内。所以我建议她，试着把面包、卤肉饭等精制淀粉，换成 GI 值比较低、含有膳食纤维的燕麦、山药和地瓜，饮食适度减糖。每天更要吃 6 个拳头分量的蔬菜和 2 个拳头分量的水果，维持肠道健康。

不过，考虑到新鲜蔬果不能带上飞机，还有空姐工时长、人在异地不方便补充蔬果的情况，所以我建议秀如，如果有夜班、长班的出勤需求，吃不到蔬菜、水果的情况，可以改成带干燥的海带芽杯汤登

机，海带芽倒入热水就会膨胀，也能补充膳食纤维。再配合适度饮水，促进肠道蠕动，自然有利于改善便秘问题。

平时均衡饮食，每周 1 天"放纵美食日"也没问题

在尝试 2 周后，秀如复诊。"营养师你真的解决了我困扰已久的问题，我最近顺畅很多，大概 1～2 天就可以成功上一次厕所，终于可以告别灌肠人生了！"她兴奋的神情，让我也为她感到开心。

但紧接着，秀如支支吾吾地说："嗯，那个，营养师，那我以后还可以吃卤肉饭、米糕之类的食物吗？"听到秀如的疑问，我忍不住一笑，"说出来你可能不相信，虽然我是营养师，但我还是会吃快餐店的鸡块和盐酥鸡。"

秀如听到我这么说，立刻满脸的不可置信。其实只要有基本的正确饮食观念，偶尔放纵一下也没关系。我很推荐，每周让自己有 1 天"美食日"，吃些自己想吃，但是属于"违禁品"的食物，如此，反而还能避免减肥停滞期。

听到这样的说法，秀如松了一口气。于是在多次面对面咨询，以及为配合她的工作需要，搭配在线视频或语音的方式，持续进行瘦身咨询的 2 个月后，秀如不但便秘问题得到改善，就连肤质、气色都好了很多。体重更减少了将近 6 kg，小腹变得平坦紧实，让一向爱美的她重新找回了自信。

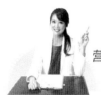

营养师的
快 | 瘦 | 教 | 室

瘦身重点	☑ 用低 GI 值、高膳食纤维的燕麦、山药和地瓜，取代薯条、面包和卤肉饭，适度减糖。 ☑ 每天吃 6 个拳头分量的蔬菜 + 2 个拳头分量的水果，维持肠道健康。 ☑ 不方便吃新鲜蔬果，可以用干燥海带芽杯汤代替。 ☑ 均衡饮食，每周一天放纵美食日，满足口欲，避免减肥停滞期。
成果	▶▶▶ **2 个月后瘦了近 6 kg，便秘问题得到改善；小腹平坦，肤质改善，气色变好。**

7 无饭面不欢型肥胖

天生"饭桶"，热爱精制淀粉

Profile

23 岁的软件工程师，从小就是个"饭桶"，一口气扒光 2～3 碗米饭，对他来说习以为常。但自从开始工作后，天天吃外卖，搭配奶茶，再加上活动量不足，原先体型就魁梧的他，短短一年内就胖了 10 kg，甚至有糖尿病前期的问题。

23 岁的俊凯（化名）是一名软件工程师，从小就是个"饭桶"，三餐都要吃米饭才有饱腹感，一餐一口气扒光 2～3 碗米饭，对他来说习以为常。但自从开始工作，因为工时长，懒得出门，他天天午餐和同事订炸鸡腿、炸排骨外卖，而且每次都要另外再加一份米饭才满足。

立刻执行减糖饮食，减轻糖尿病前期病症

除了习惯吃油炸的外卖主菜，俊凯饭后更习惯来一杯奶茶，下班太晚，晚餐常常以方便的炒饭、烩饭果腹，这样的饮食习惯，再加上活动量不足，让原先体型就相当魁梧的他，短短一年内胖了 10 kg。本

来俊凯完全不在意，直到最近一次公司体检，发现他的血糖超出标准值，复查时被医生诊断出有糖尿病前期的代谢症候群问题。

这让有糖尿病家族史的俊凯吓得差点说不出话来，来到门诊做营养咨询时，他说："营养师，再辛苦都没关系，请你告诉我要怎样做，才能不变成糖尿病患者？"原来，俊凯的爷爷、伯父都患有糖尿病，俊凯从小就常看他们打胰岛素，打得很辛苦，皮肤甚至都溃烂了。再加上，爷爷更是因为糖尿病需要透析，这些长辈们的经验，终于让他对自己的健康问题有所警觉。

所以我建议他，逆转糖尿病前期，可以从减糖瘦身开始。瘦下来可以避免高血糖、高血压和高血脂的"三高"危机，首先从戒掉每天一杯的奶茶开始，改喝无糖的茶类。如果午餐不方便外出，订外卖的时候选非油炸的主菜，多选一些白肉，饭量也要先减到一般人的正常分量。

晚餐的部分，可以试着将米饭换成地瓜、南瓜、玉米等和米饭相比 GI 值较低的根茎类食材。每餐都要吃 2 ~ 3 份蔬菜（一份差不多一个拳头大），这些都有稳定、控制血糖的作用。

用菜花饭取代米饭，含糖量减 80%！

一周后当俊凯复诊的时候，就瘦了 1.5 kg。不过，他说因为吃不习惯地瓜、南瓜这些口味偏甜的食物，再加上没吃米饭和面，所以每天都很饿，有没有什么可替代的选择？在评估俊凯的饮食习惯后，我推荐他晚餐换成吃菜花饭。

还记得我说出菜花饭几个字的时候，俊凯一脸茫然，忍不住问：

"什么是菜花饭？"其实菜花饭，就是把菜花切碎代替米饭。菜花的颜色、煮熟后的口感与米饭很像，膳食纤维量是米饭的2倍，含糖量却只有米饭的6%，能增加饱腹感，并解决排便不顺的问题，很适合想瘦身，或控制血糖的人吃。

俊凯回家之后真的很认真，请家人在晚餐的时候帮他做菜花饭，他说不仅仅他吃，全家人也都一起分享，并尝试了菜花蛋炒饭，口感和市售蛋炒饭很相近，而且排便顺畅了很多，也满足了他想吃米饭的需求，于是我建议他继续努力。

过了1个月，俊凯的体重就减轻了将近3 kg，体能也变好许多，他说他连中午也不用依赖米饭了，反而很想吃蔬菜，因为排便顺畅的感觉真的很好，也成功摆脱了"饭桶"的封号。又过了2个月，俊凯兴奋地表示，前些日子到医院复诊，已确定血糖和糖化血色素的数值恢复到标准水平，而体重又减少了3 kg。他会继续坚持，不让自己走上和爷爷、伯父一样的路。

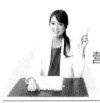

营养师的
快│瘦│教│室

瘦身重点	☑ 改喝无糖饮料，奶茶改成无糖的茶饮。
	☑ 外卖主菜选择非油炸类，最好是白肉，每餐吃两份青菜。
	☑ 晚餐主食以地瓜、南瓜和玉米等取代米饭，若吃不惯，可用菜花饭取代米饭。
成果	▶▶▶ **3个月后瘦了6 kg，排便顺畅，血糖恢复正常值。**

8 日夜颠倒轮班型肥胖

工作时间不稳定，作息混乱，宵夜当正餐

Profile

27 岁的护理师，因为工作需要轮班，有时是白班，有时是大夜班，每天作息都得跟着工作跑。下班后又爱吃宵夜解压，加上本来就是易胖体质，工作 5 年多，体形圆了一大圈，虽然未婚夫不介意，但她还是希望能够提早做准备，当个美美的新娘。

第一次见到安娟（化名），我就对她印象深刻，丰腴的微胖体型，加上甜美可人的笑容，是现在网络上正当红的"棉花糖女孩"；她和未婚夫爱情长跑 6 年多，这两年一直都有结婚的规划。

日夜颠倒、爱吃宵夜，养成"棉花糖"体型

"虽然我男友不介意，但谁不想当个美美的瘦新娘？所以我想等瘦下来再办婚礼。"担任医院护理师的安娟，因为工作需要轮班，每天作息都得跟着工作跑，经常大夜班、白班交替，忙起来更是常常忘了吃正餐，只好吃便利店的烩饭、泡面和喝珍珠奶茶，或者干脆啃面包充

饥。值完大夜班后，更爱吃凉面、盐酥鸡等宵夜解压，吃完又觉得罪恶，边愤怒发脾气边去催吐。

安娟压力大就想狂吃，工作 5 年多，体形就圆了一大圈，从刚毕业的 50 kg，一路胖到现在的 68 kg，虽然一直想认真减肥，但因为轮班很累，认真工作和照顾身体好像只能二选一，所以后来都还是选择把工作放第一。直到最近男友向安娟正式求婚，才终于再次燃起她要认真瘦身的欲望。

方便的减糖止饿餐，搭配有果香的"水果饮"

为了在不伤害健康的前提下，让安娟能够快速地瘦下来，我要求她改掉喝珍珠奶茶、啃面包充饥的习惯，特别要远离面包、糕点等精制淀粉。我提出方便的减糖版止饿组合，例如一根香蕉加上无糖豆浆，或是无糖气泡水搭配茶叶蛋。

如果还是习惯喝有味道的饮料，可以挑喜欢的水果自制"水果水"，将葡萄、蓝莓、柳橙等水果切块，放入饮用水中，让无味的开水带有果香，增添味道。宵夜尽量不吃，同时也推荐作息不正常的安娟，适时补充维生素 B，来提升代谢能力。

进行了 3 周的饮食调整后，安娟就瘦了将近 3 kg，非常成功。但她忍不住诉苦："营养师，我真的很认真在改变饮食，但有时候值完大夜班真的好饿，好想吃宵夜怎么办？"

虽然吃宵夜真的是瘦身大忌，但真的很想吃宵夜的时候，只要学会挑选，就可以减轻吃宵夜的负担。如果真的饿到受不了，不挑选油炸食品，改吃卤味或烤物，减少酱料的摄入，多挑选蔬菜等食材，就是能把多余的油脂带走，减少一些罪恶感的方法。

　　经过 4 个月的咨询和坚持，安娟成功减肥 13 kg，从 68 kg 瘦到 55 kg，顺利穿上喜爱的婚纱，完成她当个美美新娘的心愿。还记得她老公说，老婆来做咨询进行瘦身后，不只是体形纤细了许多，连情绪也越来越稳定，不会下班后就暴食，或是乱发脾气，两个人的感情也更好了。真的很替他们开心。

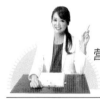

营养师的
快 | 瘦 | 教 | 室

瘦身重点	☑ 没时间吃正餐时，以香蕉＋无糖豆浆，或是茶叶蛋＋无糖气泡水的组合，取代可乐／奶茶＋面包。 ☑ 想喝饮料时，用自制水果水取代含糖饮料。 ☑ 下班时间晚，饿得受不了时，以卤、烤的食物取代油炸食品，多挑选蔬菜类的食材。
成果	▸▸▸ 4 个月后瘦了 13 kg。

摄入足够蔬果，也要稍微留意含糖量

几乎每一种蔬菜的含糖量都很低，不过有些看似是蔬菜类的食材其实是淀粉类，如南瓜。我知道大家都很爱吃水果，但是有些水果真的隐藏着高糖分陷阱，以下为大家列出几种常见的蔬果含糖量作为参考，建议以含糖量低、膳食纤维高为前提挑选。

蔬菜类（每 100 g）	含糖量 / g	粗蛋白 / g	粗脂肪 / g	膳食纤维 / g	钾 / mg	钙 / mg	β- 胡萝卜素 / ug	叶酸 / ug	维生素 C / mg
木耳	1.5	0.9	0.1	7.4	56	27	0	9.4	0.0
杏鲍菇	5.2	2.7	0.2	3.1	272	1	2	42.4	0.2
西蓝花	1.3	3.7	0.2	3.1	339	44	359	55.8	75.3
茄子	2.6	1.2	0.2	2.7	221	16	6	21.7	5.2
胡萝卜	5.8	1	0.2	2.7	267	30	5402	16.5	5.2
玉米笋	3.2	2.2	0.3	2.6	222	15	15	20	9.2
南瓜	14.8	1.9	0.2	2.5	426	14	1981	59.5	15.0
青椒	2.8	0.8	0.3	2.1	144	10	152	27.6	94.9
菜花	2.4	1.8	0.1	2	266	21	5	61.5	62.2
菠菜	0.5	2.2	0.3	1.9	510	81	3698	72.9	12.1
小番茄	5.6	0.9	0.2	1.7	269	14	6976		43.5
甜椒	5.4	0.8	0.5	1.6	189	6	1072		137.7
西芹	0.6	0.4	0.2	1.6	240	52	78	13.5	4.9
茼蒿	0.6	1.7	0.3	1.6	362	46	2633	95.1	10.5
油菜	0.1	1.4	0.2	1.6	220	88	1851	39.4	25.0
紫洋葱	5.8	0.9	0.1	1.5	122	21	0	5.6	4.5
青江菜	0.6	1.3	0.1	1.4	225	102	793	72.5	28.5
绿芦笋	3	1.3	0.2	1.4	220	15	796	26.8	9.7
芹菜	1.8	0.8	0.1	1.4	314	83	398		6.6
小白菜	0.5	1.2	0.2	1.3	249	103	577	96.8	20.8
白洋葱	8.7	1	0.1	1.3	145	25	0	4	5.6
白菜	1.6	1	0.7	1.2	158	42	8		17.1
冬瓜	1.6	0.4	0.1	1.1	122	7			14.9
白萝卜	2.2	0.7	0.1	1.1	151	23		16.2	15.3
丝瓜	2.8	1.1	0.1	1	117	10	8	39.3	6.5
节瓜	0.8	2.2	0	0.9	417	19	479		25.3
红番茄	3.5	0.9	0	0.8	247	10	395		14.8

水果类 （每 100 g）	含糖量 / g	粗蛋白 / g	粗脂肪 / g	膳食纤维 / g	钾 / mg	β- 胡萝卜素 / ug	叶酸 / ug	维生素 C / mg
百香果	5.4	2.2	2.4	5.3	200	950		32.0
牛油果	3.7	1.5	4.8	3.8	271	143		15.1
榴梿	27.8	2.6	1.6	3.8	440	10		52.2
芭乐	6	0.7	0.1	3.6	142	42	55.6	120.9
奇异果	11.2	1.1	0.3	2.7	291	66	30.5	73.0
青木瓜	4.8	0.6	0.1	2.4	139	5	21.2	25.3
柳橙	9	0.8	0.1	2.1	145	0		41.2
龙眼	16.1	1.1	0.5	1.8	282	0		95.4
草莓	7.5	1	0.2	1.8	199	15	82.8	69.2
白心火龙果	10.7	0.9	0.4	1.7	226	1	15.5	5.3
小番茄	5.6	0.9	0.2	1.7	269	6976		43.5
水蜜桃	8.1	0.9	0.2	1.7	205	79	5.7	6.6
李子	7.9	0.6	0.3	1.7	148	328		2.4
山竹	16.5	0.6	0.3	1.6	82	35		2.9
香蕉	20.5	1.5	0.1	1.6	368	2	15.7	10.7
苹果	11.4	0.3	0.2	1.5	113	551		3.1
金黄奇异果	13.6	0.8	0.3	1.4	252	40		90.1
木瓜	8.5	0.6	0.1	1.4	186	399	47.3	58.3
樱桃	17.7	1.2	0.3	1.3	236	12		10.7
橘子	10.2	0.6	0.1	1.3	143	386	18.8	26.4
文旦	7.1	0.7	0.1	1.3	132	0		51.1
红心火龙果	11	1.1	0.2	1.3	219	0	12.3	6.3
柠檬	6.1	0.7	0.5	1.2	150	0		34.0
杧果	11.7	0.6	0.2	1.2	119	1119	27.1	22.7
梨子	9.9	0.3	0.1	1.1	147	0	3	4.7
凤梨	12.5	0.7	0.1	1.1	162	18	11.2	12.0
莲雾	8.2	0.4	0.2	0.8	95	6	20.1	10.0
荔枝	15.7	1	0.2	0.8	185	0	14.9	52.3
香瓜	8.3	1.1	0.2	0.5	338	16	14.3	22.9
西瓜	7.7	0.8	0.1	0.3	121	412	5.1	6.8
葡萄	16.3	0.5	0.3	0.2	122	3	3.7	2.2

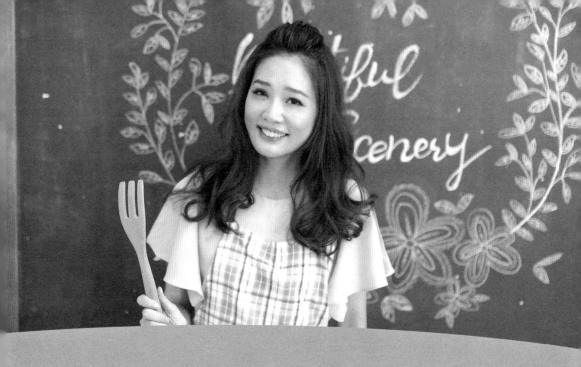

Part 3

50 道绝对能吃饱的
减糖食谱!

吃不胖,真好!
越吃越瘦越健康

食谱使用方式说明

食材分类:

以小图示标明食谱的食材大分类,包含"肉类""海鲜类""豆蛋类""汤品""甜点"。

活力食材解密:

食谱中的重点食材营养素解析,吃饱又吃好的活力秘诀完整提示。

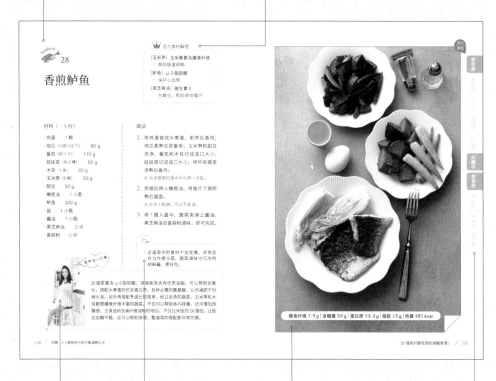

Seafood 28

香煎鲈鱼

👑 活力食材解密

[玉米笋] 玉米黄素及膳食纤维
· 帮助肠道调畅
[鲈鱼] ω-3 脂肪酸
· 保护心血管
[黑芝麻油] 维生素 E
· 抗氧化、帮助身体循环

材料(一人份)

· 鸡蛋　　1颗
· 地瓜(小的1/2个)　60 g
· 番茄(约1个)　110 g
· 娃娃菜(约2棵)　65 g
· 木耳(1朵)　20 g
· 玉米笋(5根)　50 g
· 甜豆　50 g
· 橄榄油　1小匙
· 鲈鱼　200 g
· 盐　1小匙
· 酱油　1小匙
· 黑芝麻油　少许
· 香蒜粉　少许

做法

1. 将鸡蛋做成水煮蛋,剥壳后备用;地瓜蒸熟去皮备用;玉米笋和甜豆洗净,番茄和木耳切成适口大小,娃娃菜切成适口大小,将所有蔬菜烫熟后备用。

　※ 水滚后熄火的清水中可滴一点盐。

2. 热锅后倒入橄榄油,将鱼片下锅煎熟后盛盘。

　※ 如用不粘锅,可以不放油。

3. 将1摆入盘中,蔬菜类淋上酱油、黑芝麻油及香蒜粉调味,即可完成。

💬 *Tips*

· 这道菜中的食材不会变黄,非常适合当作便当菜。蔬菜调味也可改用胡麻酱,都好吃。

营养师小叮嘱

这道菜富含 ω-3 脂肪酸,深海鱼类含有优质油脂,可以帮助抗氧化。搭配水煮蛋的优良蛋白质,各种必需的氨基酸,让你减肥不怕掉头发。另外再搭配享调比较简单、经过余烫的蔬菜,玉米笋和木耳都是膳食纤维丰富的蔬菜,不仅可以帮助体内排毒,还可增加饱腹感,主食选用含膳食纤维定的地瓜,不仅比米饭的 GI 值低,让饭后血糖平稳,还可以帮助排便,整道菜的搭配都非常完美。

130　控糖:人人都能执行的中餐减糖生活

膳食纤维 7.9 g | 含糖量 30 g | 蛋白质 52.2 g | 脂肪 13 g | 热量 481 kcal

50 道绝对能吃饱的减糖食谱!　/ 131

煮食小提示:

让烹饪过程更方便、快速、美味的 Tips。

适合类型:

依据 5 种最常见的情绪和 5 种常见的饮食类型,将每道食谱归纳出最适用的类型。

营养师小叮嘱:

每道食谱中特别要注意的营养要素,以及做减糖主菜、配菜时的均衡饮食提示。

营养素计算:

每道食谱的含糖量、膳食纤维、蛋白质、脂肪和热量数值。

※ 注意,此数值为"食谱中的食材总和",非"一人份"。

根据"适用状况"挑选食谱，不仅要吃饱，更要吃好！

本书中的 50 道食谱，除了含糖量、膳食纤维、蛋白质等营养素数值之外，另外标出了每道食谱的"适用状况"。我在临床门诊时，遇到过很多不同健康状况的人，情绪和感觉，都会影响每个人整体的健康，以及瘦身计划的进度。

因此，我特别归纳出 5 种常见的情绪、感觉和 5 种最常见的饮食类型，加入每道食谱的适用状况建议中，除了减糖是书中食谱的共同点之外，让大家可以依照现在的"感觉"和"饮食类型"分类，挑选最适合自己当下情况的食谱。

- -

现在感觉

〈想吃甜〉
疯狂想吃甜食，明知道减肥不能吃甜食，却克制不了糖上瘾。

〈易水肿〉
感觉身体浮肿，特别是下半身浮肿，久坐久站后特别明显。

〈压力大〉
精神紧张，脑子一直在转，甚至有睡眠失调、睡不熟、易醒、睡不饱的情况。

〈身体虚〉
头昏，手脚冰冷，有点贫血，运动一下就觉得累。

〈经前怒〉
生理期时烦躁，或是经期混乱失调，月经延迟不来。

饮食类型

〈应酬族〉
人缘好或因为工作需求，天天都有聚餐和应酬，还拒绝不了美食的诱惑。

〈便秘族〉
无法天天排便，觉得小腹越来越大，或有便但是排不干净，心情不好。

〈饭面控〉
不吃米饭、面条，就觉得没有吃正餐，有空虚感，甚至一吃就要吃好几碗。

〈宵夜族〉
半夜嘴很馋，或是工作需轮班，不知道半夜算哪一餐，困扰该吃什么。

〈暴食族〉
随时都觉得饿，感觉怎么都吃不饱，开心或不开心时都会想暴食。

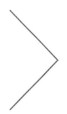

减半期取代淀粉的主食食谱

菜花饭、豆腐饭、节瓜面、魔芋面——
使用替代材料，减糖不减量

习惯每天都有米饭或面食等基本淀粉类当主食的亚洲人，很难·下子就舍弃米饭、面食的口感和饮食习惯。因此，在刚开始减糖饮食的碳水减量期，除了先将米饭分量减半之外，可以慢慢在米饭里混搭紫米、十谷米、地瓜和南瓜等膳食纤维含量较多的淀粉；也可以聪明地使用和米饭、面食很像的减糖"替代淀粉食材"：菜花饭、豆腐饭、节瓜面和魔芋面都是很棒的选择。吃起来的口感和饱腹感，都和原本的米饭、面食等主食相差不大，然而含糖量大大降低，膳食纤维含量增加，非常建议各位在减糖饮食的初期做搭配，把握不压抑、不挨饿的重点原则，慢慢习惯减糖分的饮食，再进入下个阶段。

含糖量（每 100 g）		单位：g
菜花饭	豆腐饭	米饭
2.5	5.4	**40.4**
节瓜面	魔芋面	意大利面
0.9	2.3	**70.8**

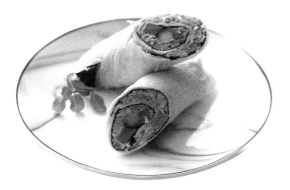

蛋皮寿司
〔第 78 页〕

松子青酱海鲜节瓜面
〔第 84 页〕

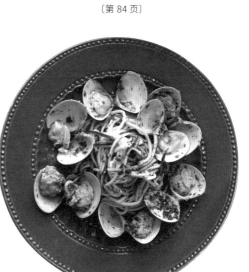

味噌蛋豆腐饭
〔第 92 页〕

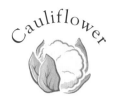

Cauliflower

菜花饭

材料　·菜花 …… 1 颗

分量　·一人份一餐 100 g（可一次做好大量，冷冻备用）

　　　※ 一颗 600 g 的菜花，约可做 400 g 菜花饭。

做法

1. 菜花去除叶子后洗净，切成一朵一朵，梗也切小块。

2. 放入料理机，打碎成米粒状。

　　※ 注意！不要打过头变成泥状。

3. 打好的菜花用厨房纸巾吸水，分装成 100 g 的小袋，即可冷冻备用。

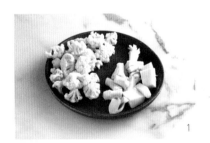

1

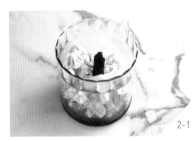

2-1

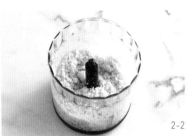

2-2

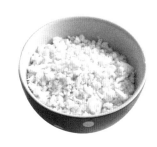

菜花
清洗方法

1. 将整颗菜花头朝下，浸泡在盐水中。会被切掉的粗梗部分，露出在水面。

2. 更换盐水 2～3 次，使虫浮出表面。

3. 将整颗菜花取出冲洗后，按照做法 1 切成小块。

4. 将切成小块的菜花（含梗）放入沥水篮中，仔细冲洗即可。

Tips

* 挤入少许柠檬汁，可预防菜花饭变色。

* 如果家中没有料理机，也可以直接将做法 1 的菜花小朵和梗用菜刀剁碎。

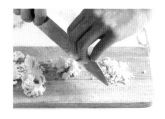

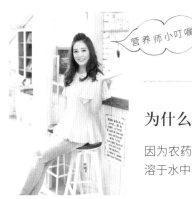

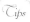 营养师 小叮嘱

为什么要整颗先泡盐水？

因为农药大多是水溶性的，将菜花切块后再浸泡，会使农药溶于水中，水又会沿着切面进入菜内部，反而洗不干净。

Cauliflower 01

鸡肉咖喱
姜黄菜花饭

材料（两人份）

- 橄榄油 …… 1 小匙
- 大蒜（切碎）…… 2 小瓣
- 白洋葱（切碎）…… 30 g
- 鸡腿肉（切片）…… 200 g
- 海盐 …… 少许
- 黑胡椒粉 …… 少许
- 菜花饭 …… 100 g
- 紫洋葱（切碎）…… 30 g
- 姜黄粉 …… 1/4 小匙
- 鸡蛋（打散）…… 2 颗
- 葱末（绿色部分）…… 少许
- 市售咖喱粉 …… 2 大匙

做法

1. 小火热锅后，倒入橄榄油，先放入蒜末和切碎的白洋葱爆香。

2. 放入切片鸡腿肉，撒上海盐和黑胡椒，两面煎至金黄熟透后取出备用。

3. 不洗锅，放入菜花饭和紫洋葱，加入咖喱粉和姜黄粉翻炒，接着倒入蛋液，均匀拌炒至蛋液凝固。

4. 放入葱末，再撒上一些海盐和黑胡椒粉后盛盘，最后再铺上鸡腿肉即可。

 素 → 把鸡腿肉换成煎豆腐，也是很棒的蛋白质营养来源。

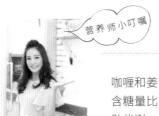

营养师小叮嘱

咖喱和姜黄粉对改善气血失调和手脚冰冷，有很好的效果；搭配含糖量比白米饭低的菜花饭，不仅让减糖计划顺利执行，还能帮助代谢。

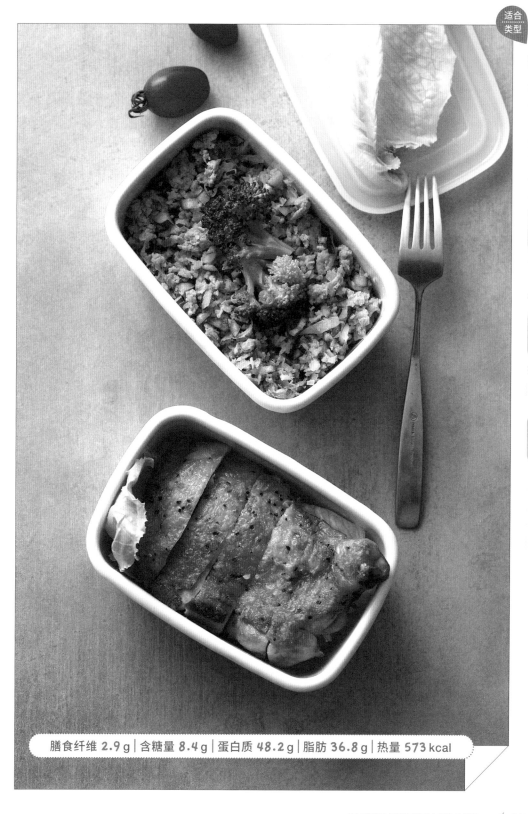

适合
类型

想控糖

消水肿

压力大

身体虚

经前怒

应酬族

便秘族

饭面控

宵夜族

嗜甜族

膳食纤维 **2.9 g** | 含糖量 **8.4 g** | 蛋白质 **48.2 g** | 脂肪 **36.8 g** | 热量 **573 kcal**

Cauliflower 02

鲜虾时蔬菜花饭

材料（一人份）

· 胡萝卜 —— 100 g
· 黄椒 —— 50 g
· 鸡蛋 —— 1 颗
· 橄榄油 —— 1 小匙
· 大蒜（切碎）—— 2 小瓣
· 洋葱（切碎）—— 30 g
· 青豆仁 —— 80 g
· 菜花饭 —— 100 g
· 虾仁（约 5 尾）—— 150 g
· 海盐 —— 适量
· 芝麻油 —— 1 小匙
· 黑胡椒粉 —— 适量
· 葱末（绿色部分）—— 少许

Tips

＊如果对虾过敏，也可用
墨鱼或肉片替换；胡萝
卜丁和青豆仁可用现成
的三色冷冻蔬菜代替。

做法

1. 胡萝卜和黄椒切丁，鸡蛋打散备用，平底锅热锅后倒入橄榄油，先放蒜末和洋葱爆香。

2. 加入胡萝卜丁和青豆仁，等炒软后加入菜花饭和蛋液，均匀拌炒至蛋液凝固，撒上海盐和芝麻油调味。

3. 放入虾仁和黄椒，加黑胡椒粉继续拌炒，等虾仁熟了后撒上葱末，即可起锅盛盘。

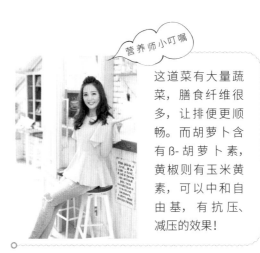

营养师小叮嘱

这道菜有大量蔬菜，膳食纤维很多，让排便更顺畅。而胡萝卜含有 ß- 胡萝卜素，黄椒则有玉米黄素，可以中和自由基，有抗压、减压的效果！

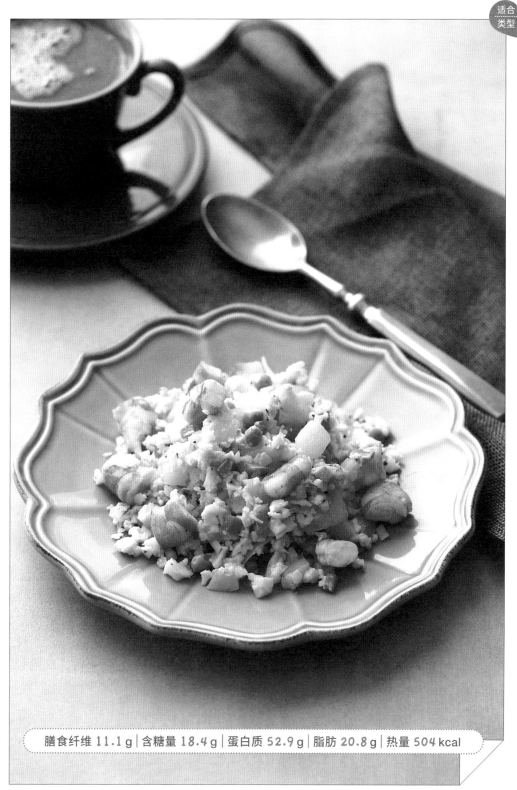

想吃甜
易水肿
压力大
身体虚
经前怒
应酬族
便秘族
饭面控
宵夜族
暴食族

膳食纤维 11.1 g｜含糖量 18.4 g｜蛋白质 52.9 g｜脂肪 20.8 g｜热量 504 kcal

Cauliflower 03

南瓜芝士
海鲜菜花炖饭

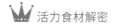 活力食材解密

〔南瓜〕维生素 A
→ 保护眼睛好帮手

〔蛤蛎〕锌
→ 满满好体力

〔墨鱼〕低脂高蛋白
→ 饱腹又营养

材料（一人份）

- 南瓜（约 1/4 个）…… 170 g
- 昆布高汤 …… 50 mL
- 胡萝卜 …… 30 g
- 西蓝花（约 5 朵）…… 70 g
- 橄榄油 …… 1 小匙
- 大蒜（切碎）…… 2 瓣
- 洋葱（切碎）…… 35 g
- 菜花饭 …… 100 g
- 蛤蛎（约 5 个，含壳）…… 100 g
- 墨鱼（约 1/2 只，切块）…… 100 g
- 白酒 …… 1 小匙
- 海盐 …… 少许
- 帕马森芝士粉 …… 1/2 小匙
- 欧芹或意式香料 …… 1 小匙

做法

1. 南瓜蒸熟，加入昆布高汤，打成泥备用；胡萝卜切丁，西蓝花用水煮烫熟备用。

   ※ 可在水煮时加盐，调味并避免变色。

2. 小火热锅后，倒入橄榄油，先放入蒜末和切碎的洋葱爆香，接着加入菜花饭、南瓜泥和胡萝卜拌炒均匀。

3. 放入蛤蛎和墨鱼，倒入白酒后盖上锅盖焖熟，开盖后撒上盐、芝士粉和意式香料即可盛盘，最后再放上西蓝花，即可完成。

 素 → 把海鲜改为菇类，可同时增加钙和纤维质含量，美味不变。

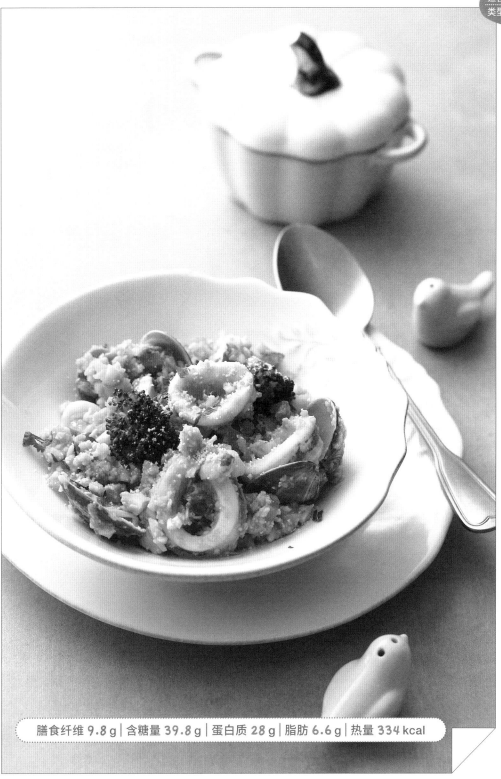

适合
类型

想吃甜

易水肿

压力大

身体虚

经前怒

应酬族

便秘族

饭面控

宵夜族

暴食族

膳食纤维 **9.8 g** | 含糖量 **39.8 g** | 蛋白质 **28 g** | 脂肪 **6.6 g** | 热量 **334 kcal**

Cauliflower 04

太阳蛋
卤肉姜黄饭

材料（一人份）

· 橄榄油 ⋯⋯ 1 小匙
· 洋葱（切碎）⋯⋯ 30 g
· 大蒜（切碎）⋯⋯ 2 瓣
· 猪后腿肉末 ⋯⋯ 200 g
※ 或选用瘦肉的肉末。

卤肉调料

· 酱油 ⋯⋯ 1/2 小匙
· 八角 ⋯⋯ 1 颗
· 白胡椒粉 ⋯⋯ 1 小匙
※ 酱油选择黑豆酱油，
不添加人工甜味剂
的为佳。

· 菜花饭 ⋯⋯ 100 g
· 咖喱粉 ⋯⋯ 1 小匙
· 姜黄粉 ⋯⋯ 1/4 小匙
· 盐 ⋯⋯ 少许
· 蛋（半熟煎蛋）⋯⋯ 1 只
· 葱末（绿色部分）⋯⋯ 15 g
· 青江菜（约 3 棵，烫熟）⋯⋯ 90 g

做法

1. 小火热锅后，倒入橄榄油，放入蒜末和切碎的洋葱爆香。

2. 放入猪后腿肉末和卤肉调味料，炒熟后起锅备用。

3. 原锅放入菜花饭、咖喱粉、姜黄粉和盐，待菜花饭炒软后盖锅盖焖一下，即可装入碗中。

4. 将 2 放入 3，碗中再放上太阳蛋并戳破，摆上青江菜，撒上葱末即可完成。

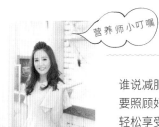

营养师小叮嘱

谁说减肥不能吃卤肉饭？卤肉饭真的美味，减糖过程中我们也要照顾好自己的心理需求，把米饭聪明地换成菜花饭，也可以轻松享受传统美味。

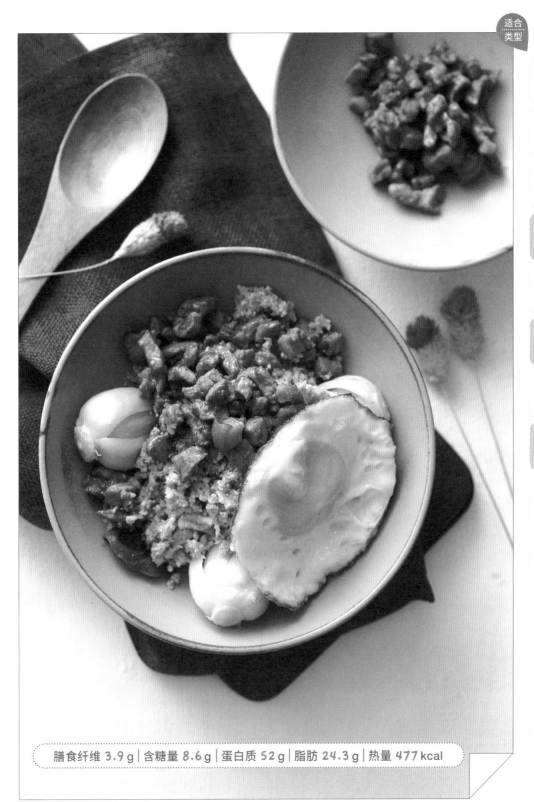

想吃甜

易水肿

压力大

身体虚

经前怒

应酬族

便秘族

饭面控

宵夜族

暴食族

膳食纤维 **3.9** g │ 含糖量 **8.6** g │ 蛋白质 **52** g │ 脂肪 **24.3** g │ 热量 **477** kcal

Cauliflower

05

韩式泡菜猪肉 石锅拌菜花饭

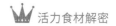

活力食材解密

〔韩式泡菜〕益生菌
→ 帮助肠道运作顺畅

〔韩式凉拌海带芽〕碘
→ 促进新陈代谢

〔白芝麻〕镁
→ 稳定情绪、帮助入睡

材料（一人份）

· 猪肉片 ····· 100 g

〔腌料〕

· 大蒜 ····· 4 瓣
· 韩式辣椒酱 ····· 1 大匙
· 酱油 ····· 1 大匙
· 香油 ····· 1 大匙

· 橄榄油 ····· 1 小匙
· 洋葱（切碎） ····· 20 g
· 大蒜（切碎） ····· 2 瓣
· 菜花饭 ····· 100 g
· 韩式泡菜 ····· 80 g
· 韩式凉拌海带芽 ····· 20 g
· 太阳蛋（半熟煎蛋） ····· 1 颗
· 青江菜（约 2 棵，烫熟） ····· 60 g
· 葱花（绿色部分） ····· 15 g
· 白芝麻 ····· 10 g

做法

1. 猪肉先用腌料抓腌 20 分钟备用。

2. 小火热锅后，倒入橄榄油，先放入蒜末和切碎的洋葱爆香。

3. 放入腌好的猪肉片拌炒，七八分熟后放入菜花饭，待菜花饭炒软后加入泡菜，将所有食材炒匀后盛盘或装入碗中。

4. 放上太阳蛋、海带芽和青江菜，撒上葱花和白芝麻装饰，即可上桌。

 素 → 把猪肉片改为切片豆干，口味也很棒。

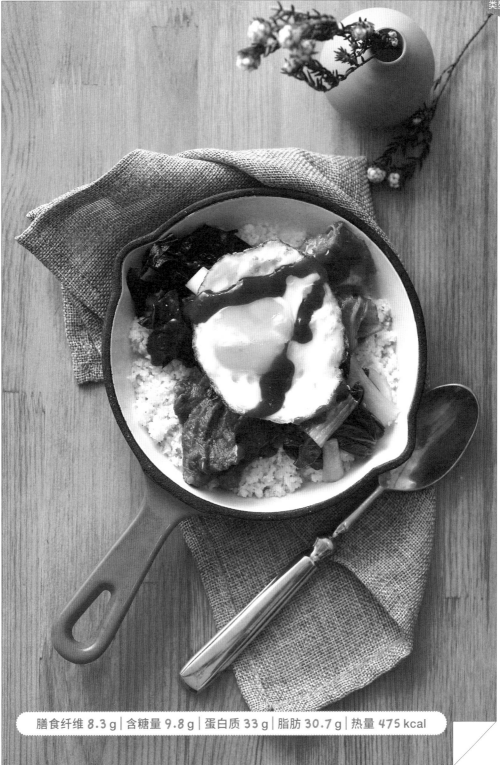

想吃甜 易水肿 压力大 身体虚 **经前怒** 反醣族 **便秘族** **饭面控** 宵夜瘾 肉食族

膳食纤维 *8.3* g | 含糖量 *9.8* g | 蛋白质 *33* g | 脂肪 *30.7* g | 热量 *475* kcal

Cauliflower 06

蛋皮寿司

材料（一人份）

· 鸡蛋（打散）…… 1 颗
· 海盐 …… 适量
· 橄榄油 …… 1 小匙
· 菜花饭 …… 100 g
· 水煮金枪鱼罐头 …… 90 g
  ※ 罐头水要沥掉。
· 洋葱（切碎）…… 30 g
· 紫菜 …… 1 张
· 胡萝卜（约 20 g）…… 1 长条
· 小黄瓜（约 30 g）…… 1 长条

做法

1. 鸡蛋打散加少许海盐，平底锅热锅后，将 1 小匙橄榄油倒在厨房纸上，再抹在锅底，倒入蛋液，用小火煎成蛋皮备用。

   ※ 蛋液倒入平底锅后，拿起平底锅柄，不断地将蛋液绕圈，让蛋皮均匀受热，然后小心地从边缘将整张蛋皮拿起来。

2. 小火热锅后，倒入橄榄油，加入菜花饭、金枪鱼罐头和洋葱拌炒，再撒少许海盐调味后备用。

3. 取寿司用竹卷，先铺上保鲜膜，再依序放上蛋皮和紫菜；接着铺上 2，摆上胡萝卜条和小黄瓜条，然后斜切成两半，拿掉保鲜膜即可上桌。

Tips

＊因为菜花饭不像一般米饭一样有黏性，所以用保鲜膜固定，以免散开。

＊如果家中没有寿司用竹卷，也可以将蛋皮切半圆，直接做成两个手卷。

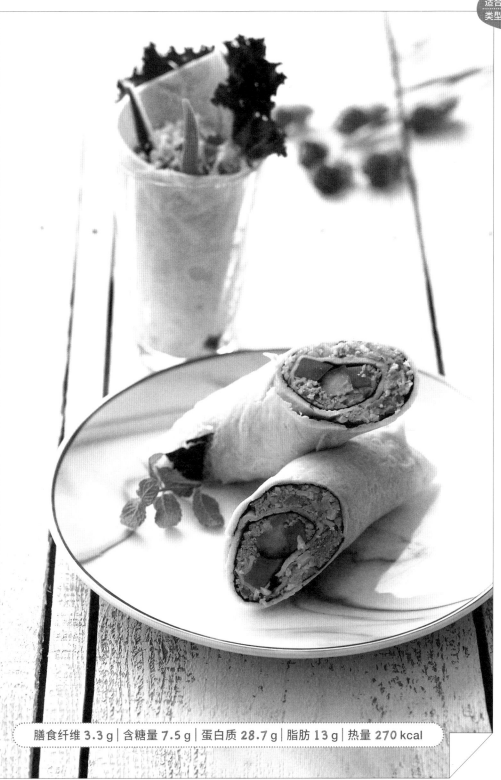

想吃甜

易水肿

压力大

身体虚

经前怒

应酬族

便秘族

饭面控

宵夜族

暴食族

膳食纤维 **3.3 g** | 含糖量 **7.5 g** | 蛋白质 **28.7 g** | 脂肪 **13 g** | 热量 **270 kcal**

Zucchini

节瓜面

材料

· 节瓜 …… 3 个
· 海盐 …… 2 小匙

做法

1. 先把节瓜洗干净，去掉蒂头，对半切后，用刨丝器刨成细长的面条状。
   ※ 可以用刨丝器或蔬果用刨丝器。

2. 将刨好的"节瓜面"放入大碗中，撒上少许盐，静置 15 ～ 30 分钟，等待出水。

3. 将出水的"节瓜面"捞起，用手轻轻挤压，或是用豆浆滤布包起，把水分挤出，即可用来代替意大利面。

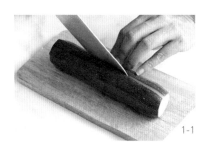

1-1

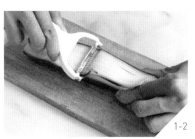

1-2

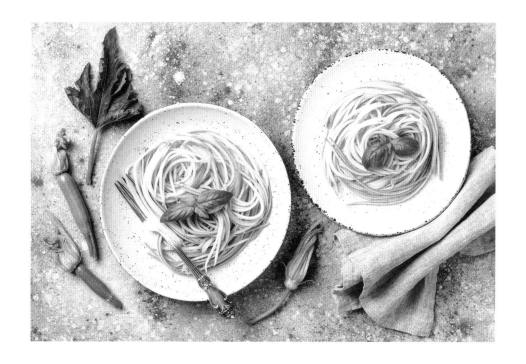

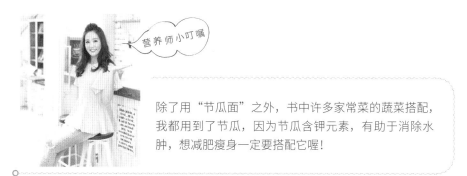

营养师小叮嘱

除了用"节瓜面"之外，书中许多家常菜的蔬菜搭配，我都用到了节瓜，因为节瓜含钾元素，有助于消除水肿，想减肥瘦身一定要搭配它喔！

Zucchini 07

白酒蒜虾
意大利节瓜面

材料（一人份）

- 红椒 …… 50 g
- 黄椒 …… 50 g
- 奶油 …… 10 g
- 橄榄油 …… 1 小匙
- 大蒜（切片）…… 3 瓣
- 虾仁（约 5 个）…… 150 g
- 鸡高汤 …… 80 mL
- 白酒 …… 2 大匙
  ※ 白酒请选用不甜的。
- 柠檬汁 …… 少许
- 黑胡椒粉 …… 少许
- 海盐 …… 少许
- 柳松菇 …… 50 g
- 节瓜面 …… 200 g
- 新鲜欧芹（切碎）…… 15 g

＊因节瓜面不需要等水煮开再下锅，可以在节瓜面上加一些油后，用平底锅拌炒软化，或是直接淋上酱汁即可。

做法

1. 红椒和黄椒切丝备用。中火热锅后，加入奶油和橄榄油，接着放入大蒜拌炒约 30 秒。

2. 加入虾仁，炒到半熟后，将鸡高汤倒入锅中，接着再倒入白酒、柠檬汁、黑胡椒粉和海盐，将锅中食材拌匀。

3. 盖上锅盖，将虾仁焖熟后捞起备用（不含酱汁）。

4. 原锅放入切丝彩椒和柳松菇，炒软后盛盘。

5. 放上节瓜面，淋上锅内酱汁，摆上虾仁，最后撒上新鲜欧芹装饰即可。

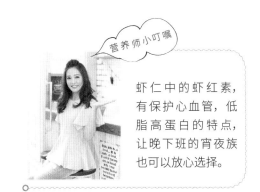

营养师小叮嘱

虾仁中的虾红素，有保护心血管，低脂高蛋白的特点，让晚下班的宵夜族也可以放心选择。

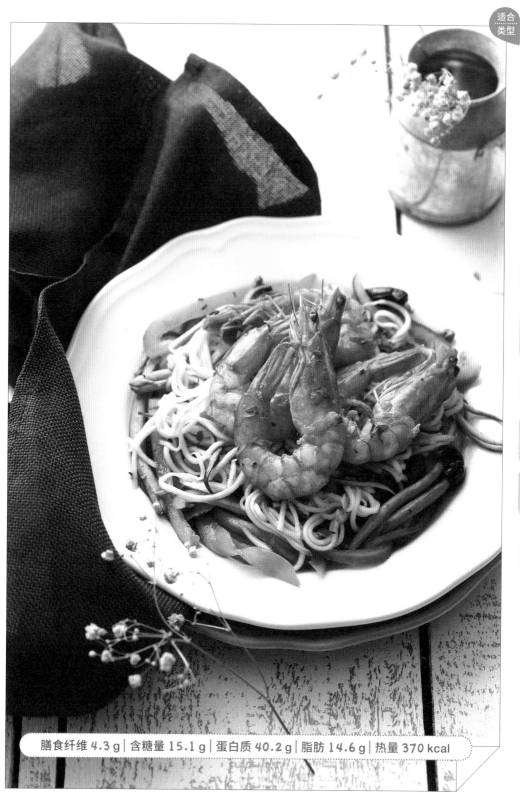

适合
类型

想吃甜

易水肿

压力大

身体总三经面怒

应酬族

便秘族

饭面控

宵夜族

暴食族

膳食纤维 **4.3 g** | 含糖量 **15.1 g** | 蛋白质 **40.2 g** | 脂肪 **14.6 g** | 热量 **370 kcal**

Zucchini

08

松子青酱 海鲜节瓜面

♛ 活力食材解密

〔罗勒叶〕维生素 A
→ 抗自由基

〔松子〕好的油脂 + 纤维
→ 帮助消化顺畅

〔节瓜面〕钾
→ 有助于消水肿

材料（一人份）

〔青酱〕二人份

· 罗勒叶 —— 20 g
· 橄榄油 —— 1 小匙
· 蒜头 —— 1 个
· 松子（生的）—— 8 g
· 帕马森芝士粉 —— 10 g
· 黑胡椒粒 —— 少许

※ 罗勒叶可换成九层塔

· 奶油 —— 10 g
· 蒜头（切碎或切片）—— 2 瓣
· 蛤蛎（先吐沙）—— 10 个
· 鸡高汤 —— 150 mL
· 自制青酱 —— 30 g
· 九层塔 —— 3～5 片
· 节瓜面 —— 200 g

做法

〔青酱〕

1. 将罗勒叶洗干净，沥干水分，放入料理机，倒入一半的橄榄油，加入蒜头、松子、帕马森芝士粉和黑胡椒粒。

2. 一边打碎一边慢慢倒入另一半橄榄油，这样青酱才不会涩口。

3. 打成泥状后，即可以装入玻璃容器保存备用。

   ※ 自制青酱容易氧化，必须冷藏，并在两周内食用完毕。

〔面〕

1. 中火热锅后，用奶油爆香蒜头。

2. 放入蛤蛎，倒入鸡高汤，再加入自制青酱，大火快速翻炒至汤收汁，起锅前加进九层塔，熄火备用。

3. 将节瓜面放入盘中，把 2 淋上去，拌匀后即可。

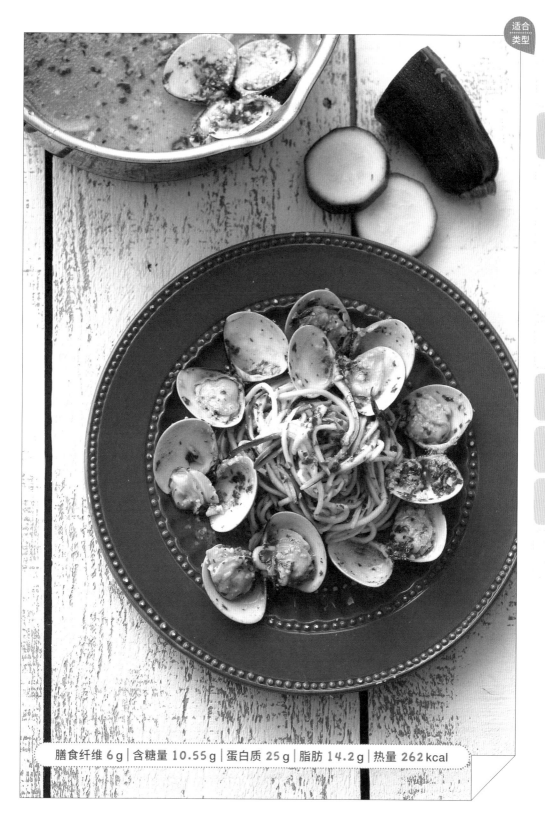

想吃甜

易水肿

压力大、身体虚、经前愁、虚胖族

便秘族

饭面控

宵夜族

暴食族

膳食纤维 6 g｜含糖量 10.55 g｜蛋白质 25 g｜脂肪 14.2 g｜热量 262 kcal

09

日式豚骨
魔芋汤面

材料（一人份）

〔豚骨高汤〕4 碗份

- 猪大骨 …… 1 kg
- 水 …… 2 L
- 葱 (切 10～15 cm 葱段) …… 4 段
- 大蒜 …… 10 瓣
- 味噌 …… 2 大匙
- 海盐 …… 少许

〔叉烧〕3 碗份

- 猪梅花肉 …… 300 g

- 姜片 …… 3 片
- 葱 (斜切葱段) …… 1 根
- 米酒 …… 2 大匙
- 酱油 …… 6 大匙

〔溏心蛋〕

- 蛋 …… 2 只
- 酱油 …… 适量
- 水 …… 适量

※ 酱油∶水的比例是 1∶1

〔面〕1 碗份

- 魔芋面 (1 包) …… 180 g
- 木耳 (约 1 朵半，切丝) …… 30 g
- 卷心菜 (手撕小片) …… 150 g
- 笋干 …… 少许
- 葱花 (绿色部分) …… 10 g
- 日式海苔 …… 2 片
- 溏心蛋 …… 1 个
- 白芝麻 …… 少许

做法

〔豚骨汤底〕

1. 准备一锅冷水，将洗净的猪大骨放进锅中，以中火煮沸。待骨头上的肉煮到变色后，将大骨捞起，用清水将表面杂质冲干净。

2. 另起一锅 2.5 L 清水，放入大骨、葱段和大蒜，煮沸后转中小火，微沸 30 分钟后，把骨头捞走，加入盐和味噌，再熬 10 分钟即可。

〔叉烧〕

1. 将梅花肉用棉线捆成圆柱状。

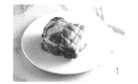

1

2. 将捆好的肉卷和其他叉烧的材料一起放入电锅，锅内加两杯水，待蒸熟即可。

〔溏心蛋〕

1. 将鸡蛋放入一锅冷水中，点火煮 6 分钟。

2. 将蛋捞出，并迅速放入冰水中冷却。

3. 等鸡蛋冷却后即可剥壳。将剥好的鸡蛋放入酱汁中浸泡两小时，吃起来更有味。

〔面〕

1. 将魔芋面、木耳和卷心菜烫熟后捞起；日式叉烧切片，溏心蛋对半切。

2. 依序将魔芋面、笋干、葱花和日式叉烧放入碗中，接着倒入汤头，在面上放溏心蛋和海苔，即可完成。

※ 可以用棉线切蛋，蛋黄就不会留在刀子上。

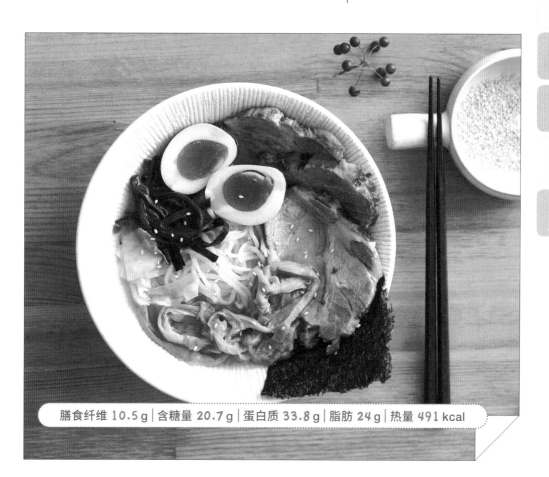

膳食纤维 **10.5 g**｜含糖量 **20.7 g**｜蛋白质 **33.8 g**｜脂肪 **24 g**｜热量 **491 kcal**

Konjac 10

越式凉拌
牛肉魔芋面

材料（一人份）

〔酱汁〕

· 柠檬汁 —— 1 大匙
· 鱼露 —— 1 大匙
· 醋 —— 1 大匙
· 蒜泥 —— 1 小匙
· 赤藻糖醇 —— 2 小匙
· 饮用水 —— 30 mL

〔牛肉和配料〕

· 牛肉片 —— 100 g
· 魔芋面 —— 180 g
· 胡萝卜 —— 30 g
· 小黄瓜 —— 30 g
· 洋葱 —— 30 g
· 花生米 —— 5 粒
· 香菜 —— 少许

做法

1. 所有酱汁材料拌匀，做成混合酱汁备用；牛肉片汆烫后备用；胡萝卜、小黄瓜和洋葱洗净后，切丝备用。

2. 魔芋面汆烫两分钟后捞出，用水冷却，沥干后装入碗中，放上胡萝卜、小黄瓜和洋葱，最后加花生米、牛肉和香菜，淋上酱汁，冷藏 1 小时后即可。

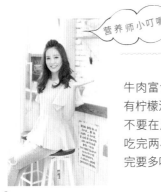

营养师小叮嘱

牛肉富含铁元素，可以帮助贫血及常头晕的女性朋友，菜里搭配有柠檬汁，富含维生素 C，能帮助铁的吸收。补铁的同时，请记得不要在用餐时喝茶或咖啡，因茶碱会影响铁元素的吸收，最好在吃完两小时之后再喝。魔芋本身算加工品，钠含量很高，记得吃完要多喝水，避免口渴及水肿！

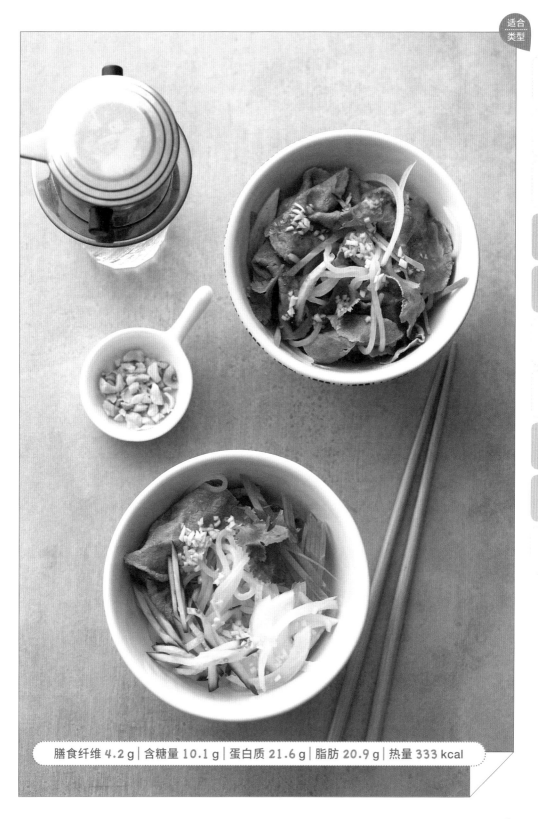

适合
类型

想吃甜

易水肿

压力大

身体虚

经前怒

应酬族

便秘族

饭面控

宵夜族

暴食族

膳食纤维 4.2 g | 含糖量 10.1 g | 蛋白质 21.6 g | 脂肪 20.9 g | 热量 333 kcal

Tofu 豆腐饭

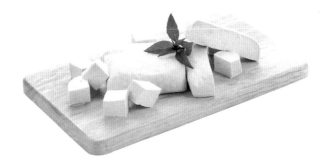

材料

· 板豆腐 …… 3 块

做法

1. 把整块板豆腐压碎，可以用手撕，或是用料理机打成碎块。

2. 用棉纱材质的过滤布包住碎豆腐，将水分挤出，越干越好。

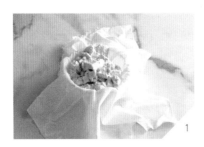

1

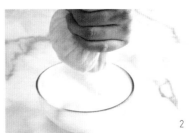

2

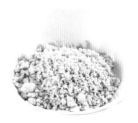

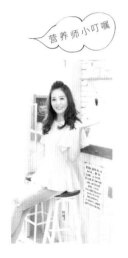

菜花饭和豆腐饭，要吃哪一种呢？

豆腐饭基本的营养价值，主要为蛋白质和脂肪，和菜花饭相比，菜花饭因为以蔬菜为主，在"低热量"和"高膳食纤维"上略胜一筹。不过，以豆腐饭当主食还是有很多好处的，可以补充大豆异黄酮，还有养颜美容的效果，除此之外，豆腐饭因为含有油脂，吃起来比吃菜花饭更有饱腹感，再加上豆腐做起来比菜花容易些，味道也很平易近人，大家可以轮流用这两种饭替代主食淀粉。

3. 把挤出水分的碎豆腐放入垫了厨房纸的容器中，用厨房纸将碎豆腐完全包覆，再用重物压在上面，把剩余的水分挤出来。

4. 将豆腐放入冰箱冷藏 1 ~ 2 小时，让豆腐干燥、紧实。

5. 把冰过的豆腐放入平底锅中干炒，将剩余水分炒干，即可分装冷冻备用。

Tofu

11

味噌蛋
豆腐饭

材料（一人份）

· 橄榄油 …… 1 小匙

· 大蒜（切片）…… 2 瓣

· 辣椒（切圆片）…… 1/4 根

· 洋葱（切碎）…… 30 g

· 猪后腿肉末 …… 100 g
  ※ 选用瘦肉多的肉末。

· 酱油 …… 1/2 小匙

· 豆腐饭 …… 150 g

· 杏鲍菇（切碎）…… 50 g

· 味噌 …… 1 小匙

· 葱花 …… 少许

· 鸡蛋 …… 1 颗

· 西蓝花（约 50 g，烫熟）…… 3 朵

做法

1. 中火热锅后放入橄榄油，加入蒜片、辣椒和洋葱爆香。

2. 加入猪后腿肉末和酱油，待肉末七八分熟时，放入豆腐饭、切碎的杏鲍菇和味噌。

3. 拌炒至肉末全熟，起锅前撒上葱花；盛盘后在最上面打入一个蛋黄，旁边摆上烫熟的西蓝花，即可完成。

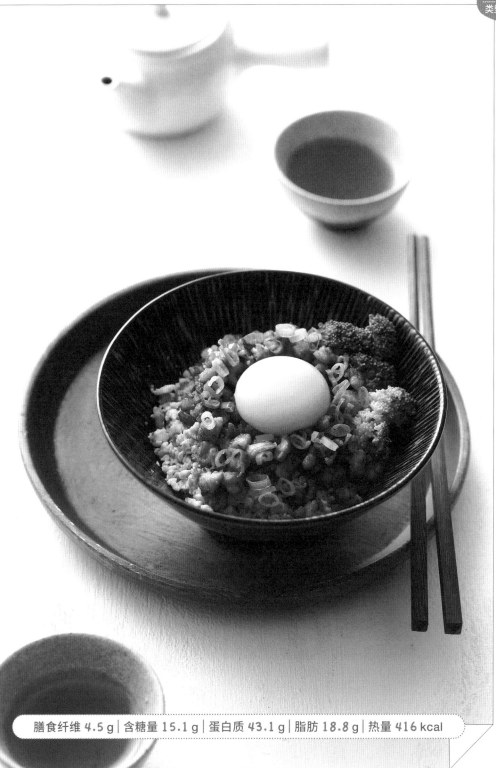

适合
类型

想吃甜

易水肿

压力大

身体虚

经前忧

应酬族

便秘族

饭面控

宵夜族

暴食族

膳食纤维 4.5 g｜含糖量 15.1 g｜蛋白质 43.1 g｜脂肪 18.8 g｜热量 416 kcal

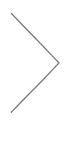

补充蛋白质、增肌减脂的减糖肉

鸡肉、猪肉、牛肉

减肥千万不要害怕吃肉！很多爱美的女性朋友，常误以为吃肉会胖得很快，不敢吃肉，每天都只吃烫蔬菜来减肥。其实适量摄入肉类食物，能提供人体细胞、结构组成必需的蛋白质，避免脱发，巩固肌肤胶原蛋白，更重要的是平衡体内激素，让生理期正常。另外也能增加饱腹感，帮助减肥计划更持久。像猪肉含有丰富的维生素 B，鸡肉则有低脂、高蛋白的特性，牛肉铁元素含量高能帮助补血。

小提醒：做菜时注意这些事，可以避免油脂摄入过量。如煮鸡肉的时候，可以把鸡腿去皮后再煮，或是换成低脂的鸡胸肉。另外，挑选猪肉、牛肉时，虽然松阪猪、牛腩吃起来口感比较嫩，但脂肪含量较高，想吃的话要拿捏一下分量，吃过量还是会变胖的。

在吃这些肉时，要有意识地增加蔬菜的分量，让菜的分量目测比肉多，把握菜：肉 =2:1 的原则，可以让第一到三阶段减糖计划更顺利。

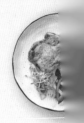
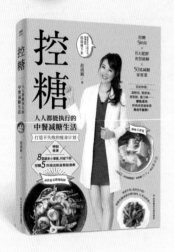
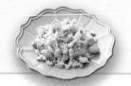

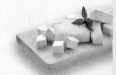

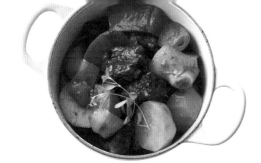

蔬菜红酒炖牛肉

〔第 124 页〕

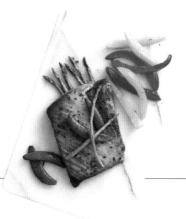

嫩煎松阪猪排

〔第 114 页〕

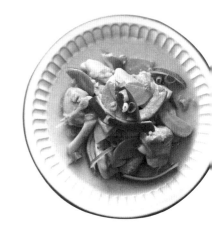

芥末柠檬酱鸡丁

〔第 102 页〕

重要营养素（每 100 g）

类别		含糖量 / g	脂肪 / g	蛋白质 / g	钙 / mg	磷 / mg	铁 / mg	维生素 B$_1$ / mg	维生素 B$_2$ / mg
鸡肉	鸡腿肉（去骨）	0	8.7	18.5	4	151	0.9	0.1	0.19
	鸡胸肉（去皮）	0	0.9	22.4	1	223	0.4	0.13	0.08
	鸡里脊肉	0	0.6	24.2	3	207	0.5	0.12	0.09
猪肉	猪五花肉片（带皮）	0	32.9	14.9	5	121	0.5	0.49	0.11
	猪里脊肉	0	14.4	19.2	4	128	0.6	0.88	0.14
	猪后腿肉	0	4	20.4	4	190	1	0.7	0.16
	肉末（90% 瘦肉）	0	14	18.5	5	205	0.8	0.62	0.18
牛肉	牛小排	0	28.9	15.1	9	141	2.1	0.07	0.17
	牛五花肉片	0	40.3	15.7	4	91	1	0.06	0.12
	牛腩	0	29.6	14.8	5	177	2.3	0.05	0.13

Chicken 12

柑橘柠檬
香煎鸡腿排

材料（一人份）

· 去骨鸡腿排（约1块）…… 200 g

〔腌料〕

· 柠檬（榨汁）…… 1 个
· 海盐 …… 适量
· 意大利香料 …… 适量

· 橄榄油 …… 1 小匙
· 大蒜（切碎）…… 2 瓣
· 紫洋葱（切碎）…… 30 g
· 柑橘（切片）…… 1 个
· 黑胡椒粉 …… 少许
· 迷迭香、百里香、薄荷叶 …… 适量

做法

1. 将鸡腿排加入柠檬汁、海盐和意
大利香料，腌30分钟。

2. 中火热锅，倒入橄榄油，爆香大
蒜及紫洋葱后，将腌好的鸡腿肉
放入锅内，两面煎至金黄。

3. 放入切好的柑橘片，盖上锅盖，
小火焖5分钟。起锅前依自己口
味喜好，撒上适量的黑胡椒粉及
新鲜香草即可。

Tips

＊ 如果有烤箱，做这道菜就非常方
便。只要把所有材料混合，平均
铺在烤盘上，再放入200 ℃烤箱
（要先预热）烤40分钟即可。

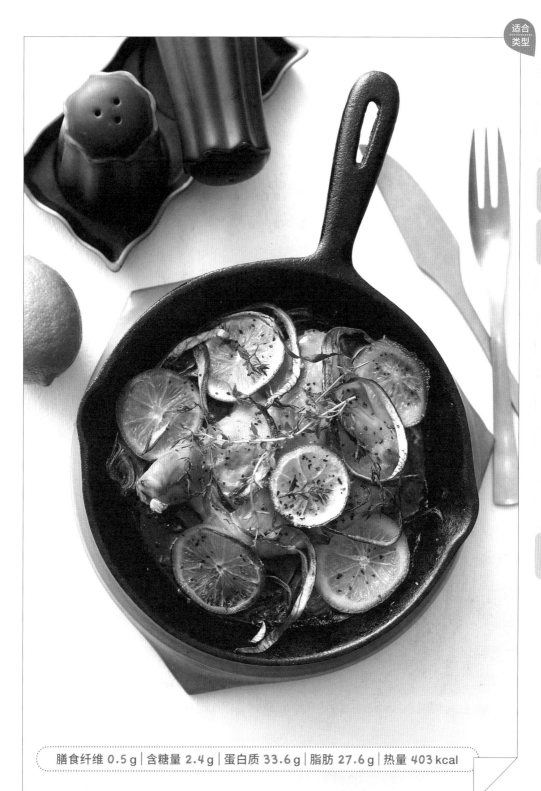

适合类型

想吃甜 易水肿

压力大

身体虚

经前怒 应酬族 便秘族 筋面控 宵夜族

暴食族

膳食纤维 0.5 g | 含糖量 2.4 g | 蛋白质 33.6 g | 脂肪 27.6 g | 热量 403 kcal

Chicken

13

柚香鸡腿排

材料（一人份）

· 柚子酱 …… 1 大匙
· 去骨鸡腿排 …… 200 g
· 黑胡椒粉 …… 适量
· 海盐 …… 少许
· 小番茄 …… 5 个
· 甜豆 …… 50 g

做法

1. 将柚子酱放入保鲜袋中。

2. 将鸡腿排放入保鲜袋封好，轻轻揉捏，让鸡肉均匀裹上所有调味料，压出空气密封后放置 15 分钟。

3. 取出调味好的鸡腿排，中火热锅，不用另外加油，将鸡腿皮那面朝下煎，随自己口味喜好撒上适量黑胡椒粉和盐，待两面都变熟即可。

4. 盛盘后摆上小番茄和甜豆即完成。

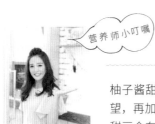

营养师小叮嘱

柚子酱甜甜的口感和小番茄酸甜的口感，可以满足你想吃甜的欲望，再加上小番茄含有番茄红素，能结合自由基，轻松帮你减压；甜豆含有 ß- 胡萝卜素和钾元素，助循环又消肿，让你心理、身体都满足。

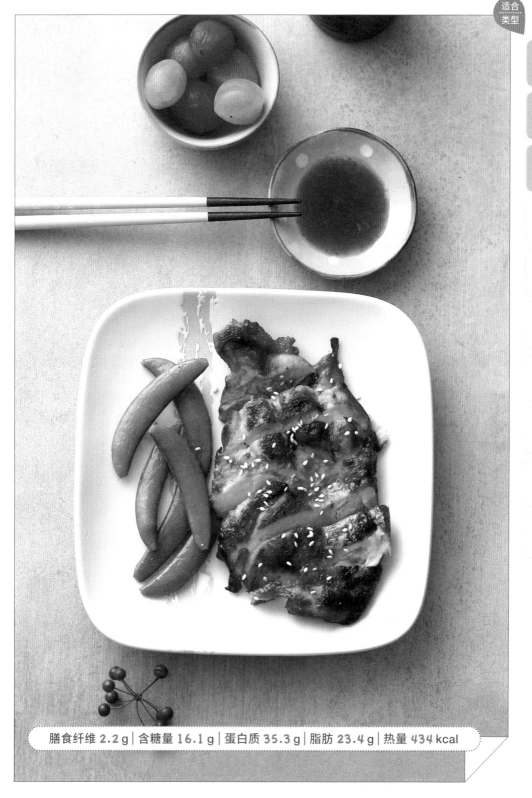

适合
类型

想吃甜

易水肿

压力大

身体虚

经前怒

白酶族

便秘族

控

宵夜族

暴食族

膳食纤维 **2.2 g** | 含糖量 **16.1 g** | 蛋白质 **35.3 g** | 脂肪 **23.4 g** | 热量 **434 kcal**

Chicken 14

蒜炒节瓜
鸡腿肉

〔节瓜〕钾元素
→ 排钠消肿好帮手

〔紫洋葱〕花青素
→ 抗自由基减压好帮手

材料（一人份）

· 去骨鸡腿排 …… 100 g
· 黄节瓜 …… 75 g
· 绿节瓜 …… 75 g
· 紫洋葱 …… 70 g
· 橄榄油 …… 1 小匙
· 蒜头（切片）…… 3 瓣
· 九层塔 …… 10 g
· 黑胡椒粉 …… 少许
· 柠檬汁 …… 10 mL

做法

1. 将鸡腿肉切成适口大小，节瓜切成半圆片，洋葱切成块。

2. 中火热锅后，倒入橄榄油，把蒜片煎出香味后，放入鸡腿肉。

3. 鸡腿肉约七分熟后，再加入节瓜和洋葱一起拌炒。

4. 蔬菜炒软后，盖上锅盖，约焖煮5分钟，最后加入适量黑胡椒粉和九层塔，起锅前淋上柠檬汁提味即可。

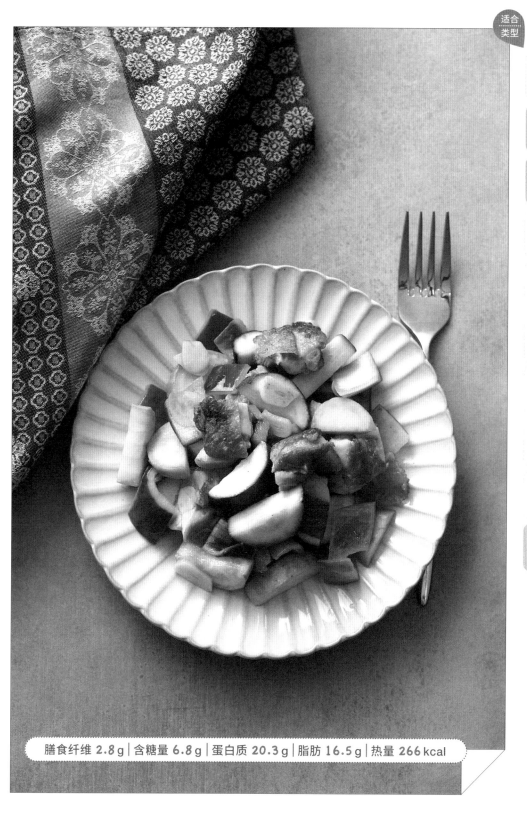

适合
类型

想吃甜

易水肿

压力大

身体虚

经前综

无感族

便秘族

饭面控

吃夜族

暴食族

膳食纤维 **2.8 g**｜含糖量 **6.8 g**｜蛋白质 **20.3 g**｜脂肪 **16.5 g**｜热量 **266 kcal**

Chicken

15

芥末
柠檬酱鸡丁

材料（一人份）

·去骨鸡腿肉 …… 200 g

〔腌料〕

·柠檬（榨汁）…… 1/2 颗
·酱油 …… 2 小匙
·黄芥末 …… 1 小匙
·玉米淀粉 …… 5 g

·橄榄油 …… 1 小匙
·大蒜（切碎）…… 2 瓣
·生姜 …… 3 片
·胡萝卜（切成圆片）…… 50 g
·紫洋葱（切丝）…… 30 g
·清酒 …… 1 小匙
·葱末（取绿色部分）…… 10 g

做法

1. 将鸡腿肉切丁，约 1.5 cm 大小，再用腌料抓腌拌匀，放置 15 分钟。

2. 中火热锅，倒入橄榄油，放入大蒜和姜片爆香后，放入鸡丁煎熟。

3. 加入胡萝卜和洋葱，再加点清酒炒软，起锅前撒点葱末，即可完成。

Tips

＊蔬菜可以换自己喜欢的。

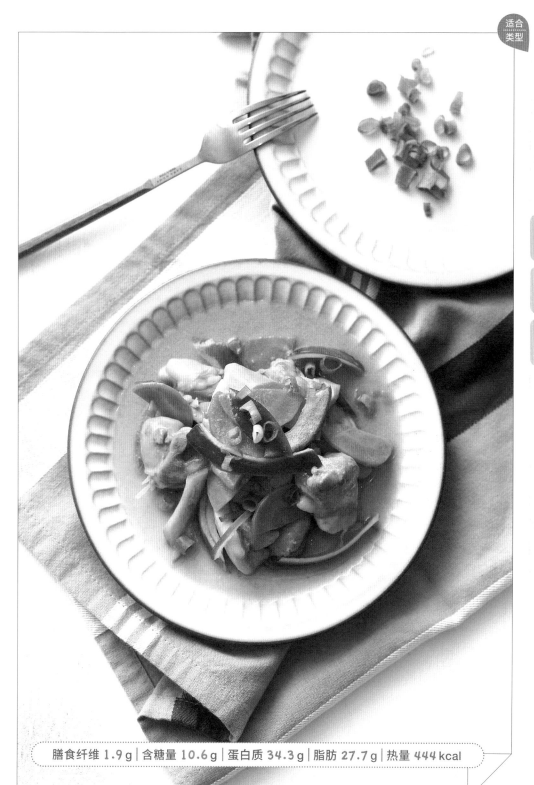

想吃甜　易水肿　压力大　**身体虚**　**经前怒**　**应酬族**　便秘族　改面控　宵夜族　暴食族

膳食纤维 **1.9 g** | 含糖量 **10.6 g** | 蛋白质 **34.3 g** | 脂肪 **27.7 g** | 热量 **444 kcal**

Chicken
16

牛油果酱
香煎鸡腿肉

材料（一人份）

· 去骨鸡腿肉 …… 200 g

〔腌料〕

· 白酒 …… 2 大匙
· 姜泥 …… 1 小匙
· 蒜泥 …… 1 小匙
· 咖喱粉 …… 2 大匙
· 黑胡椒粉 …… 少许

· 红椒 …… 40 g
· 黄椒 …… 40 g
· 小豆苗 …… 40 g
  ※ 可挑选自己喜欢的蔬菜。

〔牛油果奶酪酱〕

· 牛油果（约1个）…… 140 g
· 奶油奶酪 …… 40 g
· 柠檬汁 …… 2 小匙
· 海盐 …… 少许

做法

1. 将牛油果切小块，用叉子捣碎后加入奶油奶酪、柠檬汁和海盐，搅拌均匀备用。红椒和黄椒切丝备用。

2. 将鸡腿排和腌料放入保鲜袋中，轻轻揉捏，让鸡肉均匀裹上所有调味料；压出空气密封后，冷藏 1 小时。

3. 取出鸡腿肉，将皮朝下、放入锅中，双面煎熟后盛盘，加上 1 和蔬菜即完成。
   ※ 甜椒可和鸡腿肉一起煎。

营养师小叮嘱

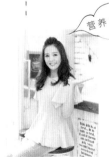

牛油果膳食纤维含量多，又含有优质油脂，很适合身体虚、手脚冰冷、排便不顺的朋友食用。奶酪中有丰富的钙、镁及色氨酸，可以安定情绪，让想暴食的你感到满足。

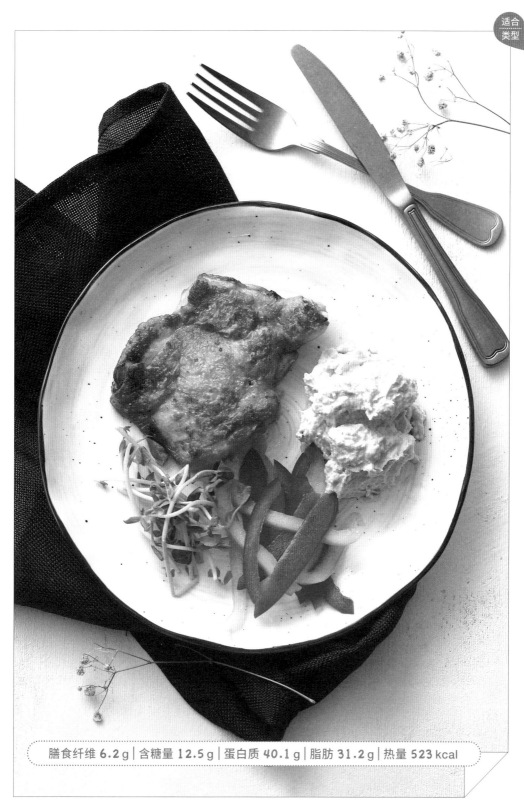

想吃肯 易水肿 压力大 **身体虚** 经前综 嗜甜族 **便秘族** 饭面控 办疼族 **暴食族**

膳食纤维 **6.2 g** │含糖量 **12.5 g** │蛋白质 **40.1 g** │脂肪 **31.2 g** │热量 **523 kcal**

Chicken
17

鸡腿
栗子腰果

材料（一人份）

· 去骨鸡腿排 …… 200 g

〔腌料〕

· 海盐 …… 少许
· 米酒 …… 1 小匙
· 酱油 …… 1 大匙
· 玉米淀粉 …… 5 g

· 红椒、黄椒、青椒 …… 共 100 g
· 木耳（约 2 朵）…… 50 g
· 橄榄油 …… 1 大匙
· 大蒜（切碎）…… 2 瓣
· 腰果 …… 15 g
· 栗子（约 6 颗，蒸好）…… 60 g
　※ 电锅约蒸 20 分钟。
· 海盐 …… 适量
· 白胡椒粉 …… 适量

做法

1. 将鸡腿排切适口大小，再用腌酱抓腌拌匀，静置 15 分钟。彩椒、青椒和木耳切块备用。

2. 中火热平底锅后加入橄榄油，将大蒜爆香，接着放入腌好的鸡腿肉，煎至七八熟后，再加入木耳、红椒、黄椒和青椒。

3. 将 2 炒熟，起锅前再用盐和白胡椒粉调味，倒入已蒸熟的栗子再稍微拌炒一下，即可盛盘。

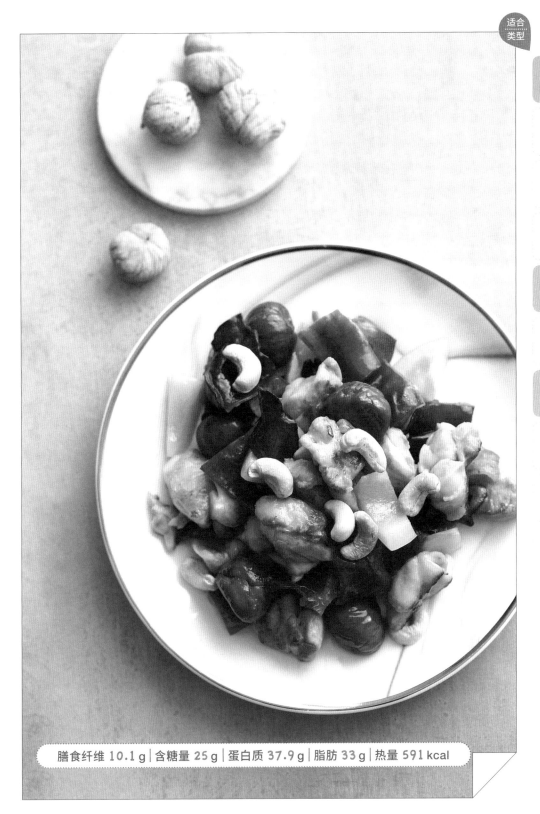

膳食纤维 10.1 g｜含糖量 25 g｜蛋白质 37.9 g｜脂肪 33 g｜热量 591 kcal

Pork

18

猪里脊肉卷

材料（一人份）

· 猪里脊肉片 …… 100 g
　※ 也可改用猪梅花肉片。
· 紫洋葱（切丝）…… 45 g
· 玉米笋（8 根，纵切）…… 80 g
· 魔芋块（切条）…… 100 g
　※ 将魔芋块切成适口厚度。
· 橄榄油 …… 1 小匙
· 海盐 …… 适量
· 黑胡椒粉 …… 少许
· 生菜（约 2 片）…… 10 g
· 小番茄 …… 50 g
· 小豆苗 …… 25 g
· 柠檬汁 …… 1 小匙

 素 → 将猪肉片改成豆皮，就是一道蛋白质丰富的豆皮卷了

做法

1. 用里脊肉片把洋葱丝、魔芋条和玉米笋卷起来备用。
　※ 一片肉卷一根玉米笋和一根魔芋条。

2. 中火热平底锅后，加入橄榄油，将肉片卷放到锅子里煎；滚动肉片卷让它均匀受热。
　※ 放入锅中时，肉片接缝部位朝下，才不会散开。

3. 肉片卷七八分熟后，盖上锅盖焖 5 分钟；起锅前撒上海盐和黑胡椒，起锅后在盘中加入蔬菜装饰，并淋上少许柠檬汁即可。

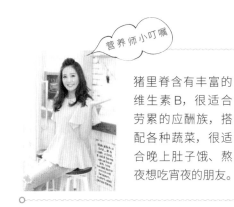

营养师小叮嘱

猪里脊含有丰富的维生素 B，很适合劳累的应酬族，搭配各种蔬菜，很适合晚上肚子饿、熬夜想吃宵夜的朋友。

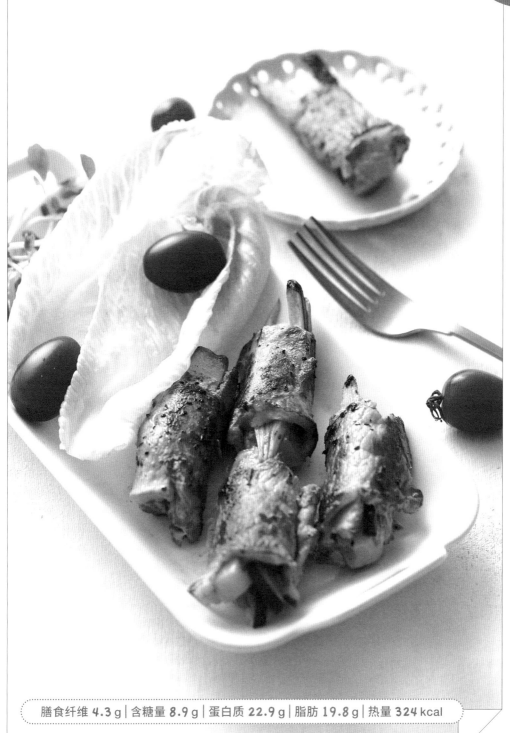

膳食纤维 **4.3** g | 含糖量 **8.9** g | 蛋白质 **22.9** g | 脂肪 **19.8** g | 热量 **324** kcal

Pork

19

番茄菇菇
松阪猪

材料（两人份）

· 松阪猪肉片 …… 200 g
· 酱油 …… 2 小匙
· 番茄（1 个）…… 150 g
· 小黄瓜（1 根）…… 85 g
· 葱（1 支）…… 40 g
· 袖珍菇 …… 100 g
· 橄榄油 …… 1 小匙
· 黑芝麻油 …… 少许

做法

1. 将猪肉片放入调理碗中，以酱油抓腌 10 分钟。

2. 将番茄切块，小黄瓜切片，葱切段（约 2 cm），袖珍菇掰小块备用。

3. 中火热锅，放入橄榄油，拌炒腌好的猪肉，再放入袖珍菇稍微拌炒，然后依序加入切好的番茄和黄瓜。

4. 最后加入黑芝麻油和葱段，小火拌炒均匀后即完成。

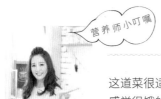

营养师小叮嘱

这道菜很适合女生！除了生理期前觉得全身水肿、烦躁不舒服，又感觉很饿的时候可以吃，也非常适合在生理期结束的减肥黄金时期食用。

松阪猪含有丰富的蛋白质和油脂，可满足味蕾，吃饱不挨饿；搭配大量的菇类和番茄，含有多糖体和钾元素，帮助循环、消肿；黑芝麻油则适合生理期前和生理期后食用，帮助养血、循环。

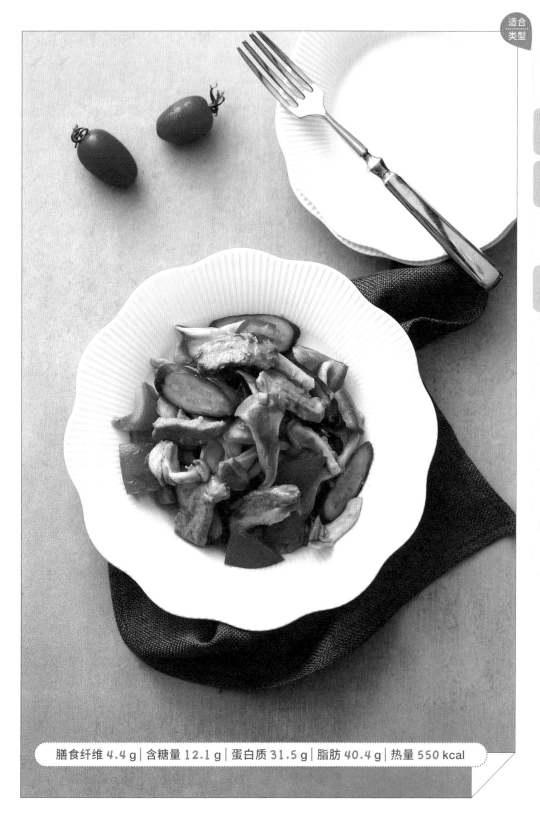

想吃甜

易水肿

压力大

身体虚

经前怒

应酬多　便秘族　假日控　宵夜族　暴食控

膳食纤维 4.4 g｜含糖量 12.1 g｜蛋白质 31.5 g｜脂肪 40.4 g｜热量 550 kcal

Pork

20

什锦纤蔬
猪肉丸

材料（一人份）

〔猪肉丸子〕可做 2～3 个

· 猪后腿肉末 —— 150 g
· 荸荠（2 个，切碎）—— 30 g
· 胡萝卜（切碎）—— 25 g
· 洋葱（切碎）—— 20 g
· 葱末（绿色部分切碎）—— 5 g

〔腌料〕

· 海盐 —— 1/2 小匙
· 小茴香 —— 1/2 小匙
· 白胡椒粉 —— 1/2 小匙
· 花椒粉 —— 1/2 小匙
· 玉米淀粉 —— 5 g

· 胡萝卜（约 1/4 根）—— 75 g
· 杏鲍菇（约 1/4 个）—— 25 g
· 橄榄油 —— 1 小匙
· 大蒜 —— 2 瓣
· 辣椒 —— 1/2 个
· 姜片 —— 3 片
· 水 —— 70 mL
· 酱油 —— 1 大匙
· 玉米笋（1 根）—— 10 g
· 葱段（绿色部分，约 2 cm 长）—— 2 段

做法

1. 将猪后腿肉末撒上腌料，揉捏均匀，再加入切好的荸荠、胡萝卜、洋葱和葱，混合揉成 2～3 颗肉丸子备用。

2. 胡萝卜和杏鲍菇切块备用。中火热锅，倒入橄榄油，放入大蒜、辣椒和姜片炒香后，再放入 1。

3. 肉丸子表面熟了后，加入水和酱油，再放入胡萝卜、杏鲍菇和玉米笋，小火煮 15 分钟。

4. 起锅前加入葱段做装饰，即可完成。

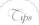

Tips

＊ 猪肉丸子可以一次多做些，冷冻备用。

膳食纤维 **4.8** g｜含糖量 **18.4** g｜蛋白质 **33.4** g｜脂肪 **7.5** g｜热量 **329** kcal

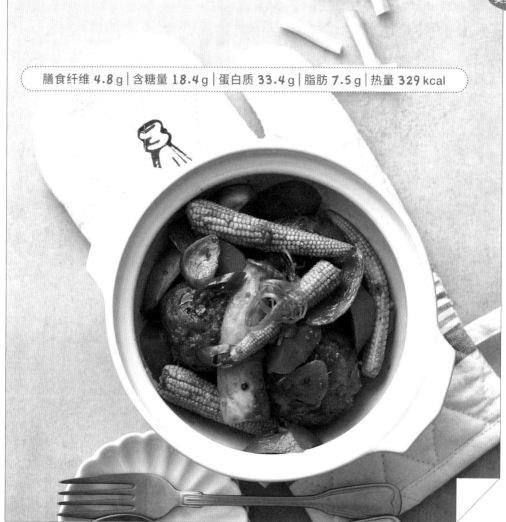

思虑型

易表型

压力大

身体虚

经前期

焦躁郁

便秘族

致胖控

宵夜族

暴食族

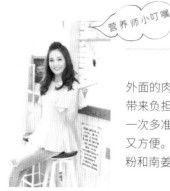

营养师小叮嘱

外面的肉丸子通常都添加了很多淀粉，而且多用油炸，食用后会给身体带来负担，自己动手做丸子，可搭配蔬菜还可掌控调味，建议大家可以一次多准备一些，放在冷冻库里，想吃的时候再拿出来加热即可，安心又方便。各种香辛料也可以按照个人口味搭配，体虚者还可搭配点肉桂粉和南姜粉，都是很棒的暖身材料。

Pork

21

嫩煎
松阪猪排

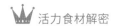
活力食材解密

〔松阪猪〕维生素 B
〔绿芦笋〕天门冬氨酸
〔甜豆〕β- 胡萝卜素

材料（一人份）

· 松阪猪 …… 100 g

〔腌料〕

· 橄榄油 …… 1 小匙
· 意式综合香料 …… 1 小匙
· 新鲜迷迭香 …… 1 株
· 海盐 …… 少许
· 白酒 …… 2 大匙
· 黑胡椒粉 …… 少许
· 蒜粉 …… 少许

· 橄榄油 …… 1 小匙
· 红椒（约 1/4 个） …… 60 g
· 黄椒（约 1/4 个） …… 60 g
· 绿芦笋（4～5 根） …… 30 g
· 胡萝卜 …… 30 g
· 甜豆（4～5 个） …… 40 g

做法

1. 将松阪猪肉以腌料抓腌，静置 15 分后备用。

2. 中火热锅后，倒入橄榄油，猪肉放入锅中，煎至两面均匀上色后，先盛盘备用。锅中的酱汁淋一半在肉上，留一半在锅中。

3. 将红椒、黄椒、绿芦笋、胡萝卜和甜豆放入锅中，用剩下酱汁拌炒，待熟了之后摆放在猪肉上，即可完成。

※ 3 中的蔬菜可随自己喜好切丝或切块。

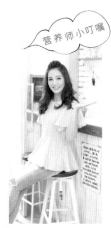
营养师小叮嘱

芦笋在欧洲有"蔬菜之后"的封号，因含有特殊的氨基酸，也就是天门冬氨酸，可以改善全身僵硬，帮助消除疲劳，很适合压力大的你；甜豆含有 β- 胡萝卜素，抗压减压还可保护眼睛。至于松阪猪则含有丰富的维生素 B，适合应酬加班劳累的你。同时，松阪猪是猪后颈肉，脂肪含量稍微高一些，也适合想暴食的你满足空虚的胃。

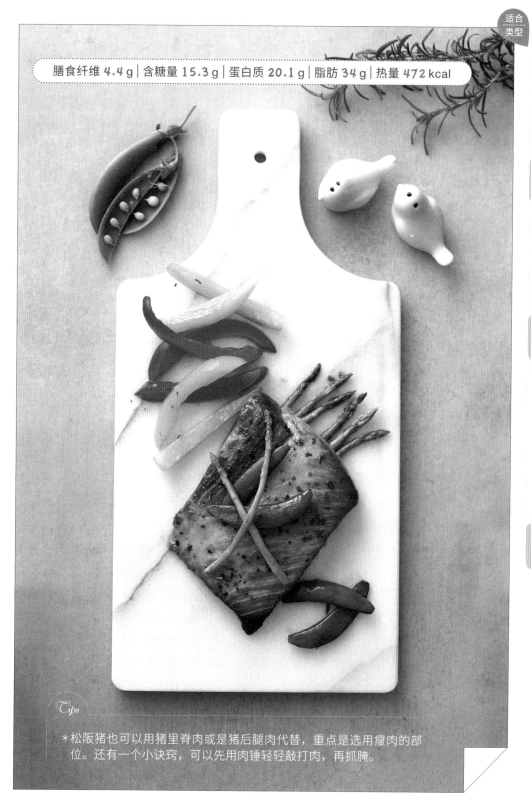

膳食纤维 **4.4** g｜含糖量 **15.3** g｜蛋白质 **20.1** g｜脂肪 **34** g｜热量 **472** kcal

适合
类型

想吃甜一场水肿

压力大

身体虚一经期胀

应酬族

便秘族一吃的饱

育儿族

暴食族

Tips

＊松阪猪也可以用猪里脊肉或是猪后腿肉代替，重点是选用瘦肉的部
　位。还有一个小诀窍，可以先用肉锤轻轻敲打肉，再抓腌。

Pork 22

彩椒豆干肉丝

材料（一人份）

· 猪肉丝 —— 100 g

〔腌料〕

· 米酒 —— 1 小匙
· 酱油 —— 1 小匙
· 玉米淀粉 —— 1 小匙
· 孜然粉 —— 1/2 小匙
· 花椒粉 —— 1/2 小匙

※ 孜然粉请选用非烤肉用的，否则会太咸。

· 豆干（约 4 片）—— 120 g
· 青椒（约 1/2 个）—— 60 g
· 彩色甜椒（红黄椒各 40 g）—— 80 g
· 橄榄油 —— 1 小匙
· 大蒜 —— 2 瓣
· 洋葱（切碎）—— 30 g
· 辣椒（切圆片）—— 1/2 支

做法

1. 将猪肉丝与腌料混合抓腌，静置 1 小时备用。豆干、青椒和彩色甜椒切丝备用。

2. 中火热锅后倒入橄榄油，将大蒜、洋葱和辣椒炒香后放入肉丝。

3. 用中小火炒到肉丝半熟，再放入豆干丝拌炒；最后再放入青椒和彩色甜椒炒熟，即可盛盘。

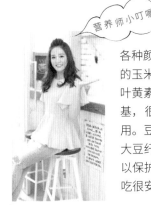

营养师小叮嘱

各种颜色的甜椒，含有满满的玉米黄素、类胡萝卜素及叶黄素，可以帮助清除自由基，很适合压力大的你食用。豆干没有胆固醇，含有大豆纤维和大豆卵磷脂，可以保护心血管，宵夜族适量吃很安心。

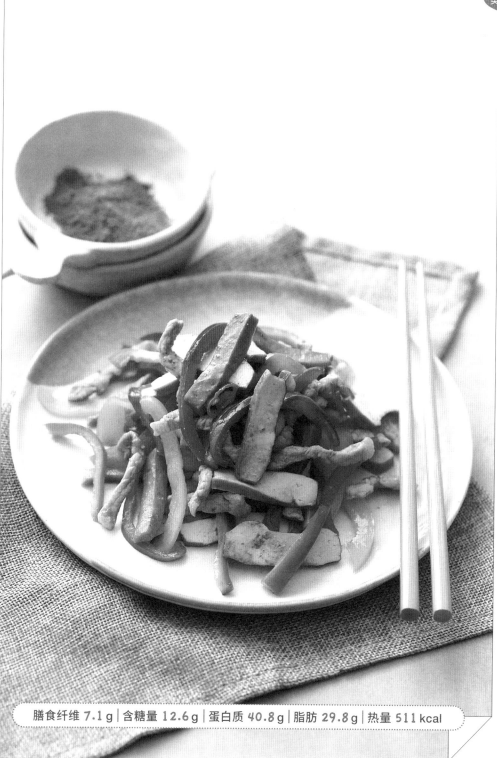

适合
类型

想吃甜

易水肿

压力大

身体虚

经痛经　应酬族

便秘族

饮面控

宵夜族

暴食族

膳食纤维 7.1 g ｜含糖量 12.6 g ｜蛋白质 40.8 g ｜脂肪 29.8 g ｜热量 511 kcal

Beef

23

番茄牛肉

材料（一人份）

- 橄榄油 …… 1 小匙
- 大蒜（切碎）…… 2 瓣
- 番茄（大的 1 个，切块）…… 250 g
- 牛肉片 …… 150 g
- 柳松菇 …… 50 g
- 韭菜 …… 少许
- 海盐 …… 少许
- 黑胡椒 …… 少许

做法

1. 中火热锅后倒入橄榄油，爆香大蒜，放入切块番茄。

2. 待番茄煮软后，再放入牛肉片；待肉片五分熟时，放入柳松菇，起锅前加入调味料和韭菜即可盛盘。

营养师小叮嘱

番茄含有丰富的钾和番茄红素，养颜美容又可以消水肿。柳松菇则含有多糖体，可以提升免疫力，让熬夜一族可以好好保养；韭菜中的硫化物，是心血管保健、助循环的好帮手。

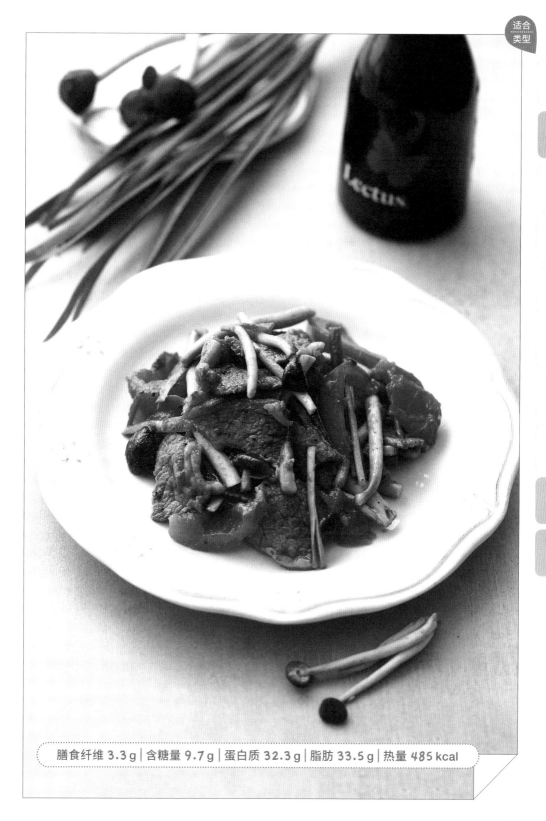

膳食纤维 **3.3 g** | 含糖量 **9.7 g** | 蛋白质 **32.3 g** | 脂肪 **33.5 g** | 热量 **485 kcal**

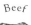

Beef

24

香煎牛小排

材料（一人份）

- 绿节瓜 —— 75 g
- 黄节瓜 —— 75 g
- 红椒 —— 70 g
- 黄椒 —— 70 g
- 南瓜 —— 50 g
- 西蓝花 —— 50 g
- 牛小排（约200 g）—— 1 块
- 黑胡椒粉 —— 适量
- 橄榄油 —— 1 小匙
- 玫瑰盐 —— 少许

做法

1. 把节瓜切圆片，甜椒和南瓜切块，西蓝花洗净后烫熟备用；牛小排两面抹上黑胡椒粉。

2. 大火热锅后倒入橄榄油，将牛小排煎到自己喜欢的熟度后盛盘。

3. 将节瓜、甜椒和南瓜放入原锅，用牛肉的肉汁和油炒熟后，和西蓝花一起放入装牛小排的盘子，将玫瑰盐放旁边即可。

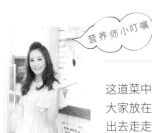

营养师 小叮嘱

这道菜中，牛小排搭配南瓜和各式蔬菜，可以让你吃得很饱，建议大家放在周末的晚餐，好好地帮自己身体补满营养，吃饱也可以多出去走走，身心都放松开心，瘦身效果越好！

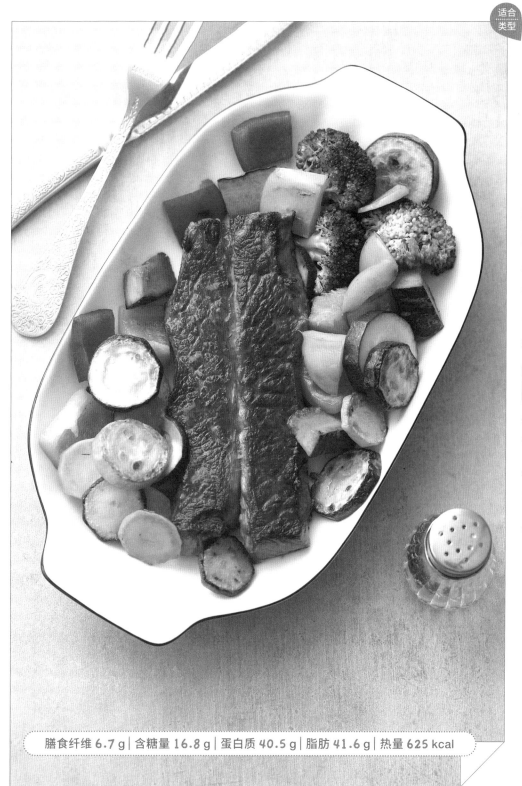

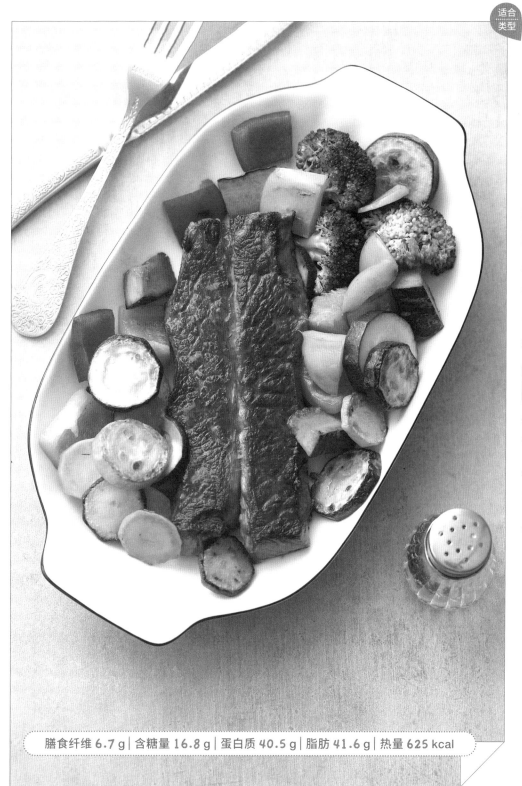

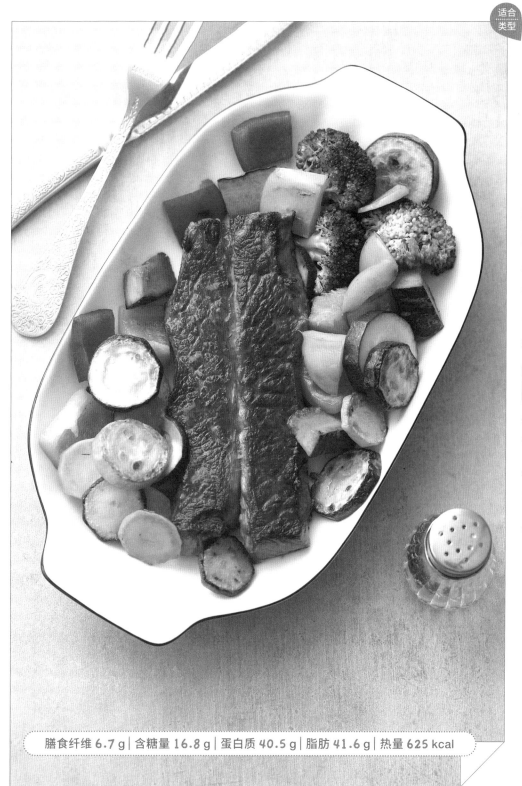

适合
类型

和吃甜

易水肿

压力大

身体虚

经前怒

涩酮族

便秘族

饭团控

宵夜族

暴食族

膳食纤维 6.7 g | 含糖量 16.8 g | 蛋白质 40.5 g | 脂肪 41.6 g | 热量 625 kcal

Beef

25

牛肉汉堡排

材料（一人份）

〔蔬菜沙拉〕

· 罗马生菜叶（4～5 片）…… 50 g
· 红叶生菜 …… 40 g
· 小番茄 …… 80 g
· 节瓜 …… 70 g
· 市售和风沙拉酱 …… 少许

〔马铃薯泥〕

· 马铃薯（小的 1/4 个）…… 40 g
· 无糖豆浆 …… 1 小匙
· 黑胡椒盐 …… 少许

〔汉堡排〕

· 牛肉末 …… 150 g

〔腌料〕

· 蒜头（切碎）…… 3 瓣
· 姜（切碎）…… 20 g
· 鸡蛋（打散）…… 1/2 颗
· 海盐 …… 少许
· 黑胡椒粉 …… 少许
· 肉桂粉 …… 少许
· 意大利香料 …… 少许

· 洋葱（切碎）…… 30 g
· 橄榄油 …… 1 小匙

做法

〔沙拉和马铃薯泥〕

1. 将所有沙拉要用的蔬菜洗好、切好后沥干，加入沙拉酱拌匀备用。

2. 马铃薯削皮，切 1.5 cm 小块，蒸熟后加入豆浆和黑胡椒盐，用叉子捣碎后备用。

〔汉堡排〕

1. 将牛肉末、洋葱和腌料置于调理碗中，搅拌均匀，并在碗中摔打数下，增加黏性；将肉末捏成椭圆形肉丸，再轻轻拍平成饼状。

   ※ 也可以先用手取出一个汉堡排分量的肉末，在双手间来回抛摔。

2. 中火热锅，倒入橄榄油，将拍平的牛肉末放入锅中，两面煎熟后盛盘，再搭配蔬菜沙拉和马铃薯泥即可。

Tips

* 可一次多做些牛肉饼冷冻常备，要吃的时候再取出煎熟即可。

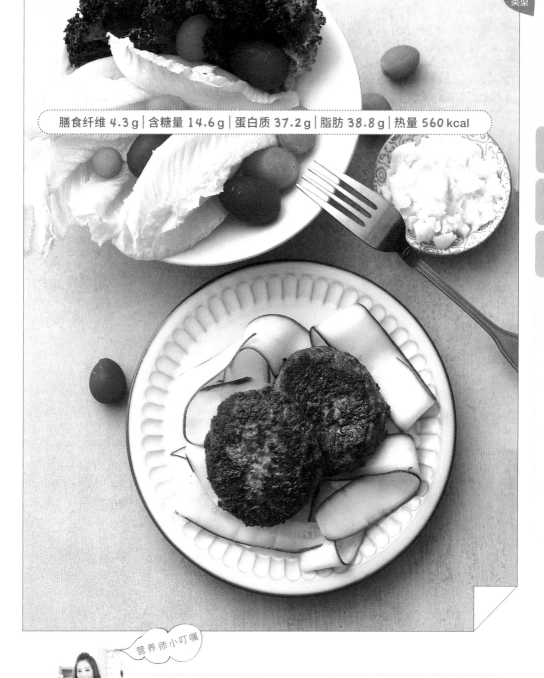

膳食纤维 4.3 g｜含糖量 14.6 g｜蛋白质 37.2 g｜脂肪 38.8 g｜热量 560 kcal

适合
类型

想吃甜

易水肿

压力大

身体虚

经前怒

应酬族

便秘族

饭前控

宵夜族

暴食族

营养师小叮嘱

这道菜中的各式蔬菜，能补充各种维生素、植化素，还可以帮助对抗压力、烦躁；肉桂粉温热的特性，则可以帮助循环代谢。

Beef
26

蔬菜红酒炖牛肉

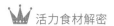
材料（两人份）

- 洋葱（1/2 个）…… 120 g
- 胡萝卜 …… 100 g
- 西芹（约 1 根）…… 30 g
- 小马铃薯（约 1 个）…… 70 g
- 大蒜 …… 5 瓣
- 洋葱 …… 30 g
- 牛肉 …… 200 g
- 橄榄油 …… 1 小匙
- 红酒 …… 200 mL
- 高汤 …… 600 mL
- 番茄糊 …… 2 大匙
- 月桂叶 …… 3 片
- 百里香叶 …… 少许
- 海盐 …… 1 小匙
- 黑胡粉椒 …… 1 小匙

Tips

＊ 建议使用铸铁锅，利用锅具的
   特性将这道菜炖煮得更美味。

＊ 不用红酒的话，也可以改用水
   果酒。

做法

1. 将洋葱、胡萝卜、西芹和马铃薯切
   小块，大蒜和洋葱切碎，牛肉切成
   比适口大小略大的块备用。

2. 热锅后倒入橄榄油，加入蒜末及洋
   葱炒出香味，接着放入牛肉块，炒
   至半熟。

3. 加入红酒稍微拌煮一下，再放入胡
   萝卜、西芹和马铃薯，然后倒入
   高汤。
   ※ 先加红酒的原因是要让酒精煮至挥发。

4. 待 3 微沸后，加入番茄糊、月桂叶
   及百里香；煮沸后转小火，再炖煮
   30 分钟；起锅前放入盐及黑胡椒
   粉调味，即可完成。

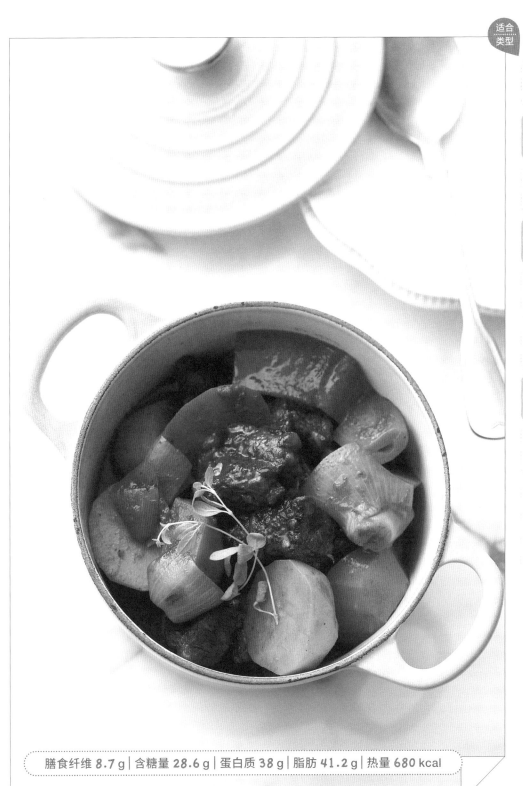

适合
类型

想吃甜

易水肿　压力大

身体虚

经前综　口腻族

便秘族

饭前控　宵夜族　嘴馋族

膳食纤维 **8.7** g｜含糖量 **28.6** g｜蛋白质 **38** g｜脂肪 **41.2** g｜热量 **680** kcal

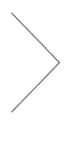

低脂瘦身、养颜抗老的海鲜菜

鱼、墨鱼、贝类

海鲜有低脂肪、高蛋白、营养丰富的特性，只要食材够新鲜，即使简单氽烫、清炒也很鲜美，是人体获取优质蛋白质的最佳来源之一。而且鱼贝类、虾、墨鱼类因为以海中的藻类为食，含有丰富的、人体无法自行合成的ω-3脂肪酸，以及EPA、DHA等营养素。

适量摄入能帮助抗发炎，减轻发炎反应，保护心血管、活化脑细胞、避免中风、减少忧郁情绪。如果担心胆固醇的问题，建议食用时尽量避开虾蟹、甲壳类，以及鱼贝类的内脏、卵黄。现在被誉为可以保护心血管的优良饮食——地中海料理，就是以海鲜和鱼类为主要蛋白质来源，再搭配橄榄油和坚果，也是减少精制糖的饮食方式。

建议大家1周至少吃3次以上的鱼，可以帮助稳定血压，避免老人失智，甚至可以增强小朋友的学习力！

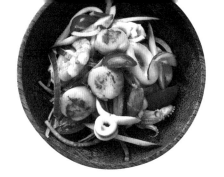

凉拌泰式酸辣海鲜
〔第 138 页〕

清蒸柠檬鱼
〔第 140 页〕

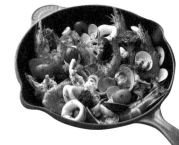

综合海鲜烧烤
〔第 136 页〕

重要营养素（每 100 g）

类别		含糖量 / g	脂肪 / g	蛋白质 / g	钙 / g	磷 / g	铁 / g
鱼类	鲑鱼（去皮）	0	14.9	20.2	6	226	0.1
	鲭鱼	0.2	39.4	14.4	7	160	1.4
	金枪鱼	0	0.1	23.3	4	229	0.9
	鲈鱼	0.9	1.5	19.9	17	212	0.4
	鲷鱼	2.5	3.6	18.2	14	166	0.2
	虱目鱼（含皮）	0	11.9	21.8	16	244	0.7
	秋刀鱼	0	25.9	18.8	11	182	0.9
虾 & 墨鱼类	白虾	0	1	21.9	98	254	2.3
	草虾	1	0.7	22	5	244	0.3
	墨鱼（乌贼）	3.7	0.6	12.2	10	95	0.1
	章鱼	0.9	0.6	13	14	111	6.1
贝类	蛤蜊（文蛤）	2.7	0.5	7.6	106	100	8.2
	海瓜子	4.1	0.5	7.5	130	101	2.7
	淡菜（孔雀蛤）	2.6	2.2	17.8	40	449	4.2
	牡蛎	4.2	1.6	9.4	84	128	5.2
	蚬	0.6	1.4	8.9	58	137	2.4

Seafood

27

柠檬三文鱼
时蔬串

材料（一人份）

· 三文鱼 …… 200 g

〔腌酱〕

· 橄榄油 …… 1 小匙
· 柠檬汁 …… 1 小匙
· 海盐 …… 少许
· 黑胡椒粉 …… 少许
· 大蒜（切碎）…… 2 瓣
※ 也可用大蒜粉替代。

· 红椒（1/4 个，切块）…… 60 g
· 黄椒（1/4 个，切块）…… 60 g
※ 黄椒可以用黄色节瓜 1/2 条（约 120 g）替代。
· 紫洋葱（1/2 个，切块）…… 120 g
· 柠檬汁 …… 1 小匙
· 迷迭香 …… 少许

做法

1. 将三文鱼切块，约 3 cm 大小，均匀淋上腌酱后，静置于冷藏室 20 分钟；甜椒和紫洋葱切块备用。

2. 用竹签交错串上调好味的三文鱼、紫洋葱、红椒和黄椒；平底锅热锅后，将两面均匀煎熟，盛盘后撒上柠檬汁和迷迭香即可。

   ※ 家里有烤箱的话，也可以将三文鱼表面煎熟上色，再放入已预热过的 200 ℃烤箱，烤 20 分钟即可。

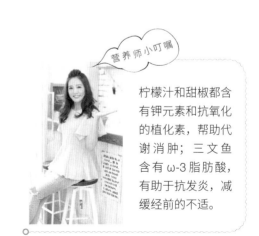

营养师小叮嘱

柠檬汁和甜椒都含有钾元素和抗氧化的植化素，帮助代谢消肿；三文鱼含有 ω-3 脂肪酸，有助于抗发炎，减缓经前的不适。

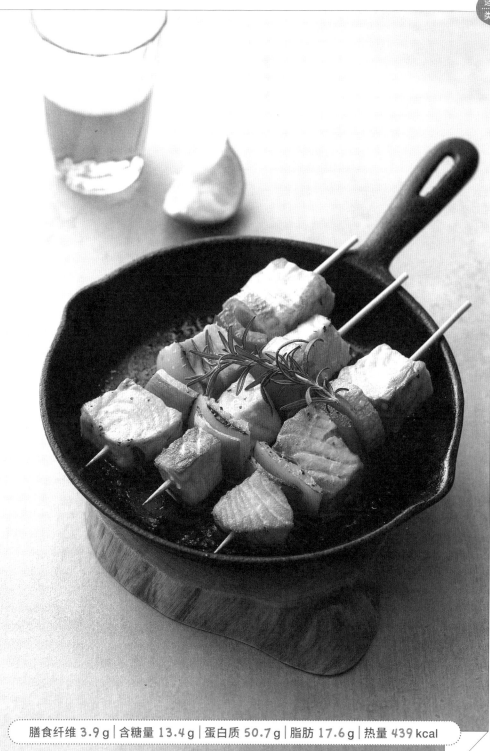

适合
类型

想吃甜

易水肿

压力大

身体虚

经前怒

应酬族 便秘族 饭面控 宵夜族 暴食族

膳食纤维 **3.9 g** | 含糖量 **13.4 g** | 蛋白质 **50.7 g** | 脂肪 **17.6 g** | 热量 **439 kcal**

Seafood 28

香煎鲈鱼

♛ 活力食材解密

〔玉米笋〕玉米黄素及膳食纤维
→ 帮助肠道顺畅

〔鲈鱼〕ω-3 脂肪酸
→ 保护心血管

〔黑芝麻油〕维生素 E
→ 抗氧化，帮助身体循环

材料（一人份）

· 鸡蛋 —— 1 颗

· 地瓜（小的 1/2 个）—— 60 g

· 番茄（约 1 个）—— 110 g

· 娃娃菜（约 2 棵）—— 65 g

· 木耳（1 朵）—— 20 g

· 玉米笋（5 根）—— 50 g

· 甜豆 —— 50 g

· 橄榄油 —— 1 小匙

· 鲈鱼 —— 200 g

· 盐 —— 1 小匙

· 酱油 —— 1 小匙

· 黑芝麻油 —— 少许

· 香蒜粉 —— 少许

做法

1. 将鸡蛋做成水煮蛋，剥壳后备用；地瓜蒸熟去皮备用；玉米笋和甜豆洗净，番茄和木耳切成适口大小，娃娃菜切成适口大小，将所有蔬菜烫熟后备用。

   ※ 汆烫蔬菜的沸水中可洒一点盐。

2. 热锅后倒入橄榄油，将鱼片下锅煎熟后盛盘。

   ※ 如用不粘锅，可以不放油。

3. 将 1 摆入盘中，蔬菜类淋上酱油、黑芝麻油及香蒜粉调味，即可完成。

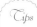

Tips

＊ 这道菜中的食材不会变黄，非常适合当作便当菜。蔬菜调味也可改用胡麻酱，更好吃。

营养师小叮嘱

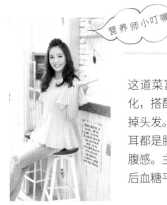

这道菜富含 ω-3 脂肪酸，深海鱼类含有优质油脂，可以帮助抗氧化，搭配水煮蛋的优良蛋白质，各种必需的氨基酸，让你减肥不怕掉头发。另外再搭配烹调比较简单、经过汆烫的蔬菜，玉米笋和木耳都是膳食纤维丰富的蔬菜，不仅可以帮助体内排毒，还可增加饱腹感。主食选用含高纤维淀粉的地瓜，不仅比米饭的 GI 值低，让饭后血糖平稳，还可以帮助排便，整道菜的搭配都非常完美。

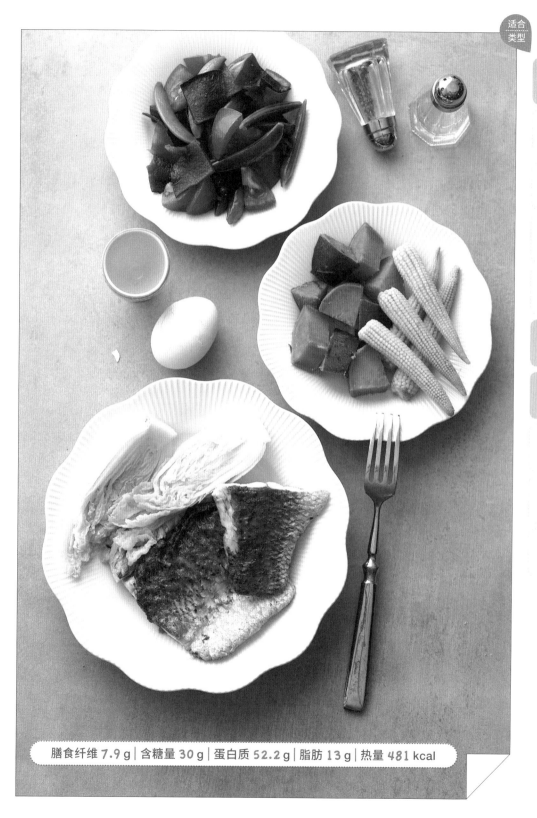

膳食纤维 **7.9 g** ｜含糖量 **30 g** ｜蛋白质 **52.2 g** ｜脂肪 **13 g** ｜热量 **481 kcal**

川味
水煮鱼片

材料（一人份）

· 巴沙鱼片 …… 100 g

〔腌料〕

· 蛋清 …… 2 个
· 玉米淀粉 …… 10 g
· 花椒粉 …… 1/2 小匙
· 白胡椒粉 …… 1/2 小匙

〔蔬菜与调味〕

· 灰树花 …… 20 g
· 蟹味菇 …… 30 g
※ 菇类可以挑选自己喜欢的。

· 黄豆芽菜 …… 100 g
· 胡萝卜 …… 40 g
· 海盐 …… 少许

〔川味高汤〕

· 橄榄油 …… 1 小匙
· 辣椒（剁碎） …… 1 个
※ 若用生辣椒的话，建议 1 个
即可；干辣椒可用到 3 个。

· 花椒粒 …… 1 小匙
· 姜片 …… 3 片
· 辣椒油 …… 1 大匙
· 饮用水 …… 500 mL

※ 若想增加风味，可将其中
200 mL 水替换成昆布高汤。

素 → 用嫩豆腐代替鱼片，就是川味嫩豆腐了。

做法

1. 把鱼片用腌料腌 15 分钟备用。菇类掰成
   小块，豆芽菜洗净沥干，胡萝卜切圆片
   备用。

2. 汤锅倒入橄榄油，热锅后加入辣椒和姜片
   稍微爆香，接着加入其他川味高汤的材料，
   搅拌煮到微沸，再加入鱼片煮沸。

3. 放入准备好的菇类、胡萝卜片和黄豆芽煮
   熟，放一些海盐调味，即可起锅。

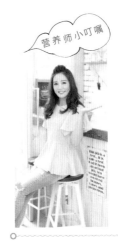

营养师 小叮嘱

这次设计了一款
很适合经常感觉
手脚冰冷的女性
专用的麻辣锅，
搭配各式蔬菜，
而蛋白质放的是
鱼片，低脂纤维
多，让想吃辣的
你也可以安心吃。

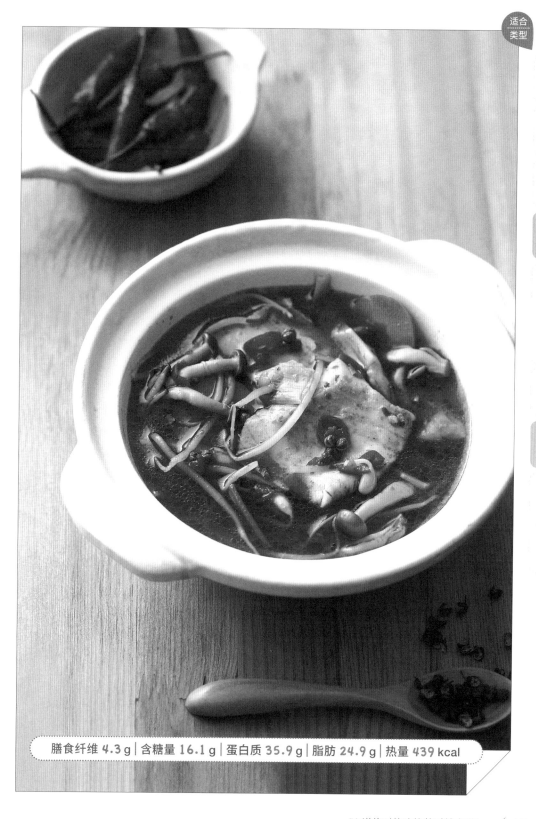

膳食纤维 **4.3 g** | 含糖量 **16.1 g** | 蛋白质 **35.9 g** | 脂肪 **24.9 g** | 热量 **439 kcal**

Seafood
30

墨鱼沙拉

材料（两人份）

- 马铃薯（约 1/4 个）…… 50 g
- 小番茄（约 6 个）…… 60 g
- 罗马生菜叶（约 3 片）…… 60 g
- 红叶生菜 …… 50 g
- 紫洋葱（约 1/3 个）…… 50 g
- 墨鱼（1 只）…… 200 g
- 橄榄油 …… 1 小匙
- 大蒜（切碎）…… 2 瓣
- 白葡萄酒 …… 2 大匙
- 九层塔 …… 1 把
- 海盐 …… 少许
- 黑胡椒粉 …… 少许
- 胡麻酱 …… 1 大匙

做法

1. 马铃薯蒸熟后，切小块备用；小番茄洗净对切，罗马生菜叶和红叶生菜洗净备用；紫洋葱切丝，墨鱼切圈备用。

2. 平底锅热锅后倒入橄榄油，放入蒜末爆香，加入切圈墨鱼、白酒和九层塔，稍微拌炒后，盖上锅盖焖 2 分钟，撒上海盐和黑胡椒粉即可起锅。

3. 取个大盘子或碗，铺上罗马生菜叶和红叶生菜，依序放入墨鱼、马铃薯、小番茄和紫洋葱，淋上少许胡麻酱即可。

Tips

＊胡麻酱也可以改用日式和风酱。

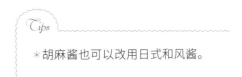

营养师小叮嘱

这道菜有各式各样的蔬菜，如果买不到可以找其他蔬菜代替，墨鱼吃起来口感很好又低脂，让想暴食的你可以满足，记得要慢慢吃，让大脑饱食中枢收到信号，增加饱腹感。

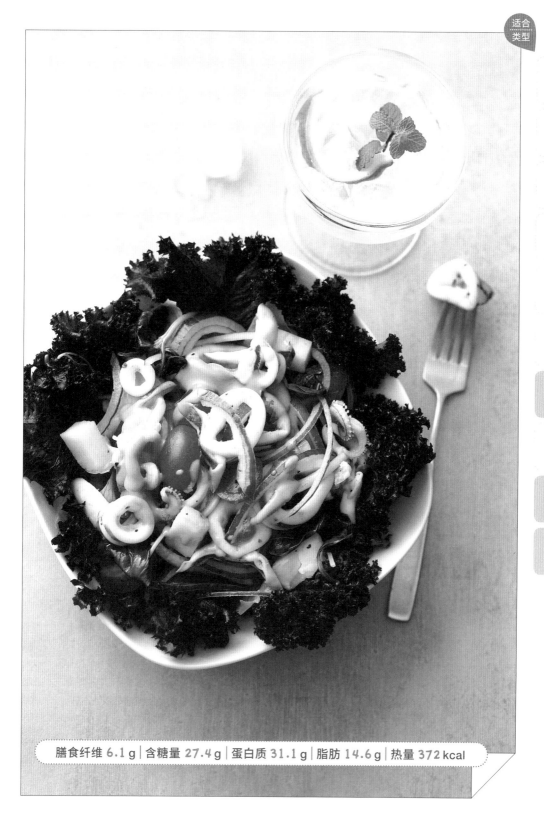

想吃甜　易水肿　压力大　身体虚　经前怒　应酬族

便秘族　饭面控

宵夜族

暴食族

膳食纤维 **6.1 g** ｜ 含糖量 **27.4 g** ｜ 蛋白质 **31.1 g** ｜ 脂肪 **14.6 g** ｜ 热量 **372 kcal**

Seafood

31

综合
海鲜烧烤

材料（一人份）

· 橄榄油 …… 1 小匙
· 大蒜（切碎）…… 2 瓣
· 红辣椒（切碎）…… 1/4 个
· 草虾（约 6 只）…… 175 g
· 墨鱼（1/2 只，切圈）…… 100 g
· 文蛤（带壳，约 10 个）…… 200 g
· 白酒 …… 2 大匙
· 西蓝花（约 5 朵，烫熟）…… 70 g
· 小番茄（约 6 个）…… 60 g
· 海盐 …… 少许
· 黑胡椒粉 …… 少许

做法

1. 平底锅热锅后倒入橄榄油，放入
   大蒜和辣椒炒香，接着放入虾。
   ※ 虾先剪掉须会比较好处理。

2. 虾变红后，放入墨鱼、文蛤和白酒，
   稍微拌一下，再放入西蓝花和对切
   小番茄。

3. 等文蛤打开，撒上一些海盐和黑
   胡椒粉调味即可。

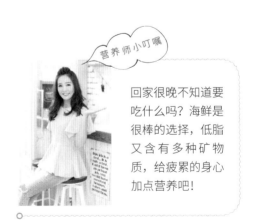

营养师小叮嘱

回家很晚不知道要
吃什么吗？海鲜是
很棒的选择，低脂
又含有多种矿物
质，给疲累的身心
加点营养吧！

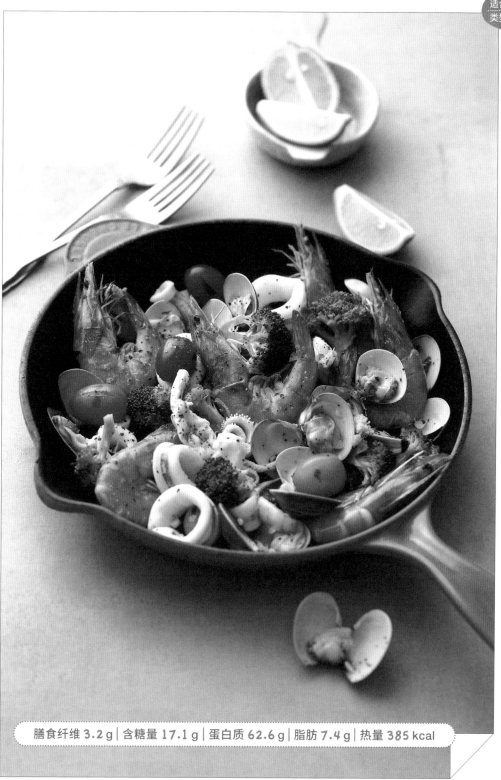

膳食纤维 **3.2 g** | 含糖量 **17.1 g** | 蛋白质 **62.6 g** | 脂肪 **7.4 g** | 热量 **385 kcal**

Seafood 32

凉拌泰式
酸辣海鲜

材料（一人份）

· 墨鱼（约1/2只）…… 100 g
· 虾（约6只）…… 180 g
· 橄榄油 …… 1 小匙
· 大干贝（约2个）…… 40 g
· 小黄瓜（约1/2根）…… 35 g
· 紫洋葱 …… 50 g
· 小番茄（约8个）…… 80 g
· 杏鲍菇（约1个）…… 50 g

〔酱料〕

· 泰式甜酸酱 …… 50 mL
· 柠檬汁 …… 1 大匙
· 大蒜（切碎）…… 1 瓣
· 生辣椒（切碎）…… 1/2 个
· 鱼露 …… 1 大匙
· 海盐 …… 1/2 小匙
· 糖 …… 1 小匙
· 芹菜 …… 1 小把

做法

1. 将墨鱼切圈后，和虾仁一起烫熟，放入冷水冰镇备用；热锅后加入橄榄油，将大干贝煎熟后备用。

2. 小黄瓜和紫洋葱切丝，小番茄对半切，杏鲍菇切小块、烫熟后备用。

3. 把酱料拌匀，分别和1、2放入冰箱冷藏1小时，取出后把酱料和食材拌匀就可以了。

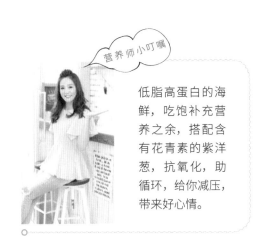

营养师小叮嘱

低脂高蛋白的海鲜，吃饱补充营养之余，搭配含有花青素的紫洋葱，抗氧化，助循环，给你减压，带来好心情。

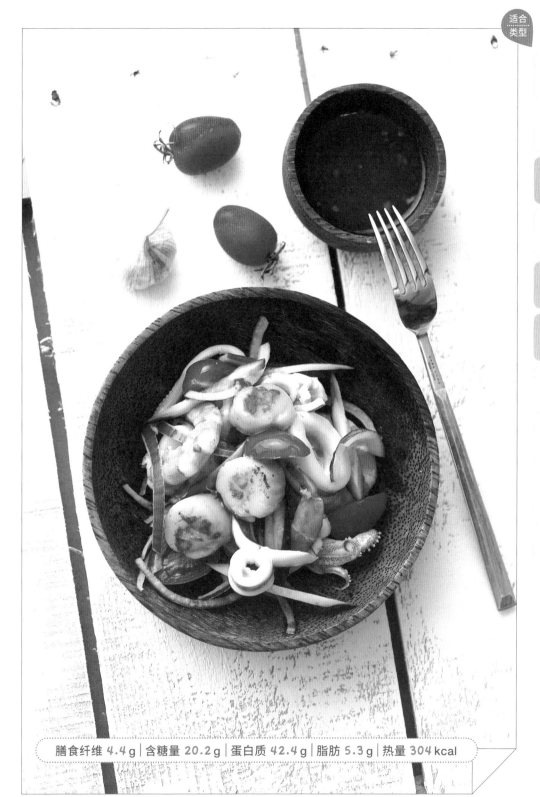

膳食纤维 4.4 g | 含糖量 20.2 g | 蛋白质 42.4 g | 脂肪 5.3 g | 热量 304 kcal

清蒸
柠檬鱼

材料（一人份）

- 鲈鱼 …… 100 g
- 大蒜（切碎）…… 3 瓣
- 姜末 …… 适量
- 姜黄粉 …… 1/2 小匙
- 柠檬汁 …… 1 小匙
- 辣椒（切圆片）…… 1/2 支
- 酱油 …… 1 小匙
- 葱（绿色部分切碎）…… 15 g

做法

1. 把鲈鱼片放入可加热的盘中，把蒜末、姜末、辣椒和姜黄粉撒在鱼片上，接着淋上柠檬汁、酱油。

2. 先将蒸锅中的水加热，水沸后将 1 放入。

3. 鱼片熟后即可起锅，要吃之前撒上葱花、放上柠檬片即可。

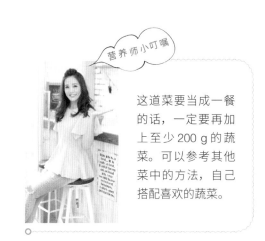

营养师小叮嘱

这道菜要当成一餐的话，一定要再加上至少 200 g 的蔬菜。可以参考其他菜中的方法，自己搭配喜欢的蔬菜。

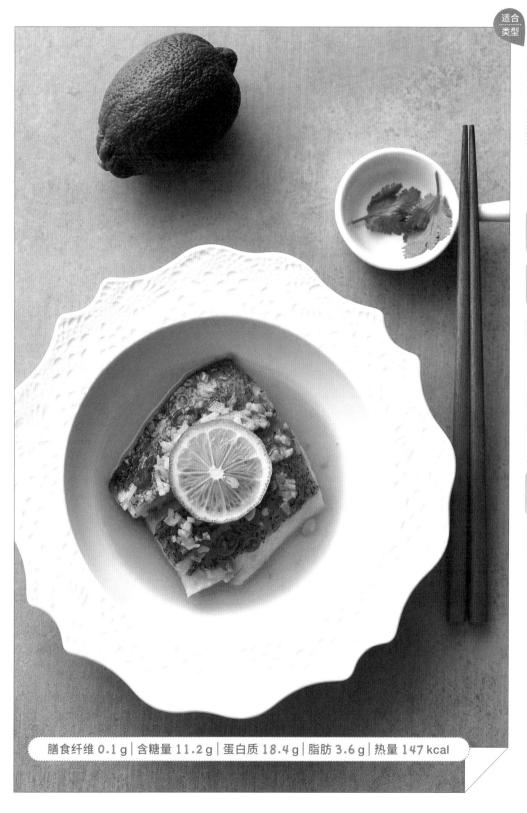

想吃甜　易水肿　压力大　**身体虚**　**经前怒**　应酬族　便秘族　饭团控　**宵夜族**　暴食族

膳食纤维 0.1 g｜含糖量 11.2 g｜蛋白质 18.4 g｜脂肪 3.6 g｜热量 147 kcal

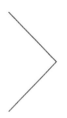

睡前吃也可以！
无负担的轻食宵夜

蛋、豆类、豆制品

过去很多人都害怕胆固醇过高而不敢吃鸡蛋。但美国心血管协会研究证实，鸡蛋是最棒的营养价值来源，是优质蛋白质来源，能够补足减肥中容易缺乏的蛋白质。而且鸡蛋富含卵磷脂、维生素 B_1，以及多种矿物质、维生素，还含有高达 8 种人体必需氨基酸（亮氨酸、异亮氨酸、缬氨酸、甲硫氨酸、苯丙氨酸、色氨酸、苏氨酸、赖氨酸），不仅是建构头发、皮肤胶原蛋白及肌肉的重要元素，也是燃烧脂肪不可或缺的营养。

豆类、豆制品是很好的植物性蛋白质来源，因为不含胆固醇、富含膳食纤维，能增加饱腹感、促进人体肠道蠕动、改善便秘，对减肥瘦身族来说，是很好的蛋白质食物来源。尤其是黄豆里独特的"大豆异黄酮"植化素成分，除了抗氧化力佳外，更和人体雌性激素结构类似，适量摄入能辅助平衡激素、调节女性雌性激素分泌不足的问题。

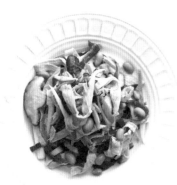

毛豆香菇豆皮
〔第 148 页〕

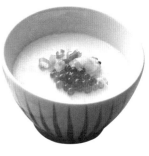

蛤蜊茶碗蒸
〔第 144 页〕

鲥仔鱼煎蛋
〔第 146 页〕

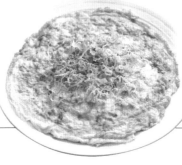

重要营养素（每 100 g）

类别		含糖量 / g	脂肪 / g	蛋白质 / g	维生素 B$_{12}$ / ug
蛋类	鸡蛋	1.8	8.8	12.5	0.86
	鸭蛋	0.2	14.4	3.1	2.24
	皮蛋	3	8.1	12.5	1.18

类别		含糖量 / g	脂肪 / g	蛋白质 / g	膳食纤维 / g
豆类	黄豆	32.9	15.7	35.6	14.5
	黑豆	37.0	8.2	28.8	22.4
	毛豆	13.7	2.5	13.8	8.7
	红豆	61.5	0.6	20.9	18.5
	绿豆	63.0	1.1	22.8	15.8
豆制品	豆浆（无糖）	0.7	1.9	3.6	1.3
	豆腐	6.0	3.4	8.5	0.6
	黑豆干	2.1	12.5	19	7.8
	豆皮（豆腐皮）	4.5	8.8	25.3	0.6

Plant protein

34

蛤蜊
茶碗蒸

材料（一人份）

· 鸡蛋 …… 2 颗
· 柴鱼高汤 …… 100 mL
· 海盐 …… 少许
· 蛤蜊（约 5 个，带壳）…… 100 g
· 鲑鱼子 …… 10 g
· 葱花 …… 少许

做法

1. 在鸡蛋中加入高汤，均匀打散后过筛，倒入可加热的容器中，撒上一点盐调味。

   ※ 一定要过筛，吃起来才会滑嫩。

2. 放入电锅内，先蒸 3 分钟，接着开盖放入蛤蜊，再继续蒸 5 分钟。

3. 起锅后，撒上鲑鱼子及葱花即可。

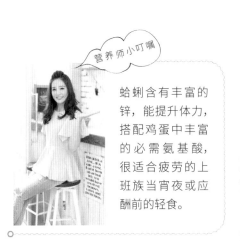

营养师小叮嘱

蛤蜊含有丰富的锌，能提升体力，搭配鸡蛋中丰富的必需氨基酸，很适合疲劳的上班族当宵夜或应酬前的轻食。

Tips

＊ 想要蒸蛋更有鲜味，直接将蛤蜊放入，不分段蒸 10 分钟。

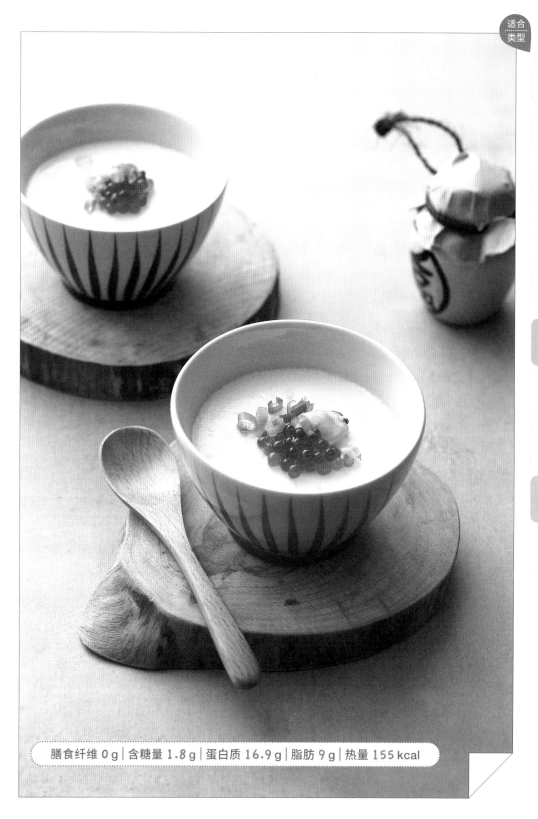

应
酬
族

宵
夜
族

膳食纤维 0 g｜含糖量 1.8 g｜蛋白质 16.9 g｜脂肪 9 g｜热量 155 kcal

Plant protein

35

鲥仔鱼
煎蛋

材料（一人份）

- 鲥仔鱼 ⋯⋯ 50 g
- 橄榄油 ⋯⋯ 1 小匙
- 大蒜（切碎）⋯⋯ 2 瓣
- 鸡蛋 ⋯⋯ 3 颗
- 洋葱 ⋯⋯ 40 g
- 盐 ⋯⋯ 1/4 小匙
- 葱末 ⋯⋯ 15 g

做法

1. 将鲥仔鱼清洗后沥干，平底锅热锅后，倒入橄榄油，将大蒜爆香，再倒入洗净沥干的鲥仔鱼炒熟，盛起备用。

2. 将蛋打散，加入鲥仔鱼、切碎的洋葱、盐和葱末拌匀。

3. 平底锅热锅后，倒入橄榄油，将 2 倒入锅中，两面煎熟后即可。

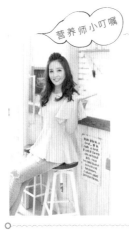

营养师小叮嘱

压力大的朋友们，常会有体内激素不平衡的问题，像长期处于紧张压力时，就会一直产生肾上腺皮质固酮，身体会消耗大量的蛋白质，而小小的鸡蛋含有 8 种人体必需氨基酸，可以帮助合成身体重要组织，如想要有好皮肤、长出乌黑的秀发，一定要多多补充。

记得一定要吃蛋黄，因为蛋黄含有人体必需的脂溶性维生素和矿物质，丢掉蛋黄真的很可惜！

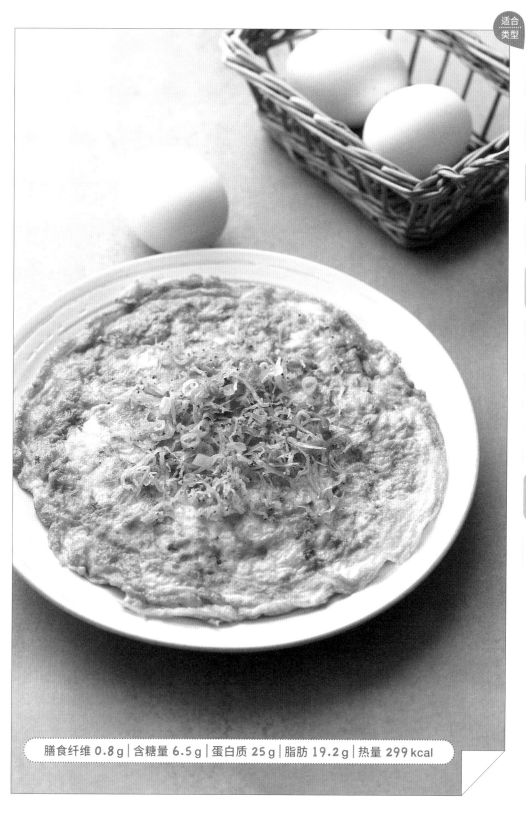

适合
类型

想吃甜

易水肿

压力大

身体虚

经前怒

拉圾族

便秘族

饭的控

宵夜族

暴食族

膳食纤维 **0.8 g** | 含糖量 **6.5 g** | 蛋白质 **25 g** | 脂肪 **19.2 g** | 热量 **299 kcal**

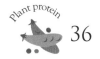

Plant protein

36

毛豆香菇
豆皮

材料（一人份）

· 毛豆仁 ····· 60 g

· 豆皮 ····· 100 g

· 胡萝卜 ····· 70 g

· 茭白（约1根）····· 60 g

· 鲜香菇（约3大朵）····· 60 g

· 黑木耳（约2朵）····· 40 g

· 橄榄油 ····· 1 小匙

· 蒜头 ····· 2 瓣

· 香菇高汤 ····· 50 mL

· 酱油 ····· 1 大匙

· 香油 ····· 1/2 小匙

· 盐 ····· 少许

· 白胡椒粉 ····· 少许

做法

1. 毛豆仁泡水后去皮，豆皮、胡萝卜、茭白、香菇和黑木耳切丝备用。

2. 热锅后倒入橄榄油，将大蒜爆香，接着依序放入胡萝卜、茭白和香菇炒软。

3. 加入香菇高汤，再放入豆皮、毛豆仁和黑木耳，接着倒入酱油和香油拌炒至熟，起锅前撒上胡椒粉和盐调味即可。

营养师小叮嘱

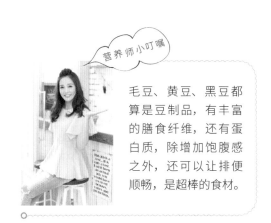

毛豆、黄豆、黑豆都算是豆制品，有丰富的膳食纤维，还有蛋白质，除增加饱腹感之外，还可以让排便顺畅，是超棒的食材。

Tips

★ 这道是蔬菜料理，也可另外加点猪肉丝，炒起来更香。

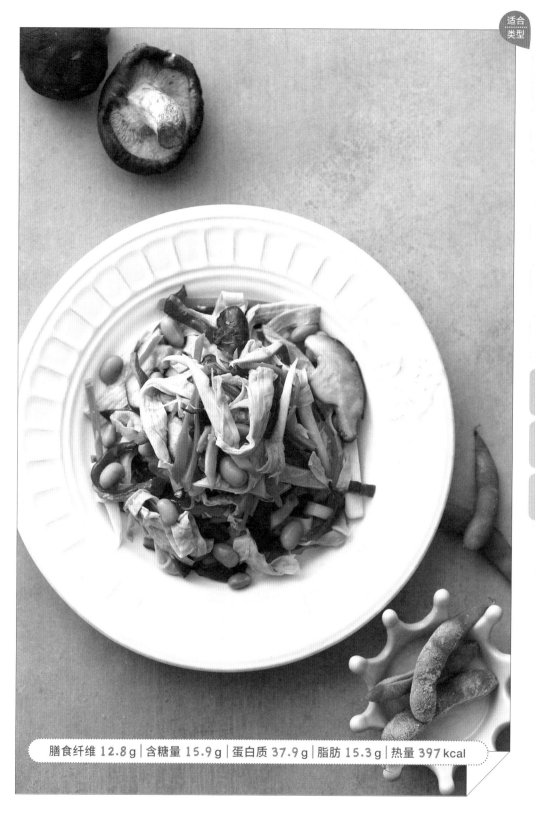

便秘族

饭面控

宵夜族

膳食纤维 12.8 g｜含糖量 15.9 g｜蛋白质 37.9 g｜脂肪 15.3 g｜热量 397 kcal

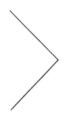

一锅营养、美味、大满足的减糖汤

谁说减肥不能喝汤呢？尤其我自己本身很喜欢喝汤，冬天冷的时候就是要来碗热乎乎的汤才舒服。要分享给大家的是，其实只要挑对食材，所有的汤都可以安心喝光！

特别是针对下班晚、常熬夜、压力大就想吃东西的朋友们，来碗营养满满的减糖汤，不只是暖你的胃，还可以带来满足的好心情，曾经有压力大到睡不着的学生问我："营养师，我睡前饿得快疯掉，但是怕胖不敢吃，然后饿到睡不着，结果隔天醒来体重还是变重了，该怎么办？"

我告诉她，睡眠好是瘦身成功的很大一个因素，饿到睡不好，身体无法好好休息，瘦体素下降，就更容易堆积脂肪，因此不要害怕睡前吃东西，只要选对食材就可以。

我设计的这几道减糖汤，重点就是方便煮，让大家不仅可以在肚子饿的时候马上喝，还不用担心增加身体负担。

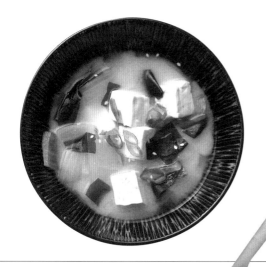

昆布味噌豆腐汤
〔第 160 页〕

韩式猪肉泡菜汤
〔第 162 页〕

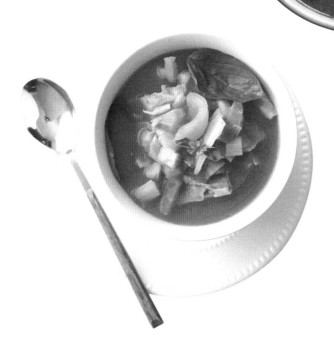

番茄蔬菜汤
〔第 154 页〕

37

咖喱
豆腐锅

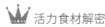活力食材解密

〔芝士〕蛋白质
→ 可帮助合成血清素，放松心情

〔咖喱〕姜黄素
→ 血液循环好帮手

〔豆腐〕钙、大豆异黄酮
→ 帮助入睡

材料（两人份）

· 板豆腐（1 盒）····· 400 g
· 橄榄油 ····· 1 小匙
· 咖喱粉 ····· 1 大匙
· 昆布高汤 ····· 300 mL
· 饮用水 ····· 100 mL
· 海盐 ····· 少许
· 西蓝花 ····· 50 g
· 芝士片 ····· 2 片
※ 或用切达奶酪切块。
· 无调味坚果 ····· 15 g

做法

1. 板豆腐切块，中火热锅后加入橄榄油，把豆腐煎至两面金黄。

2. 将咖喱粉、高汤和水加入 1 的锅中，盖上锅盖，炖煮 5 分钟。

3. 开盖撒上少许盐，放入西蓝花，等煮沸后放入芝士与坚果，等芝士熔化后即可上桌。

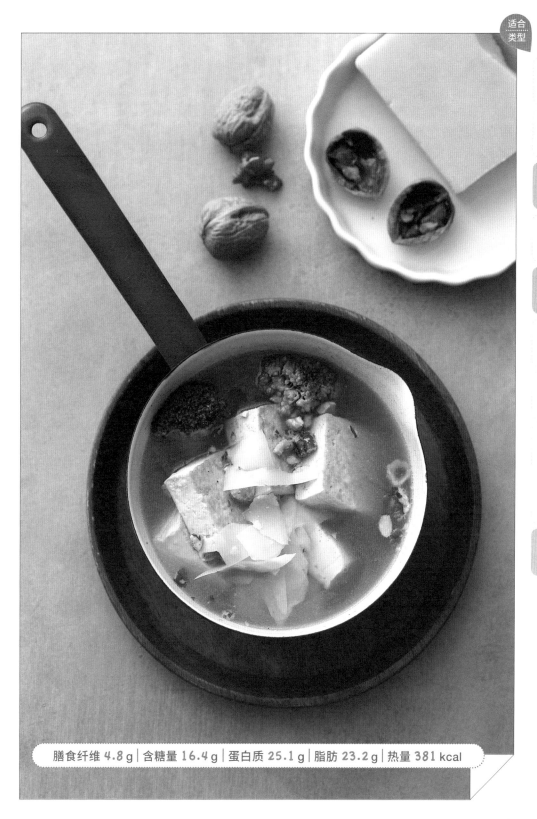

适合
类型

想吃甜

易水肿

压力大

身体虚

经前怒

应酬族　便秘族　饭面控　宵夜族

暴食族

膳食纤维 **4.8 g**｜含糖量 **16.4 g**｜蛋白质 **25.1 g**｜脂肪 **23.2 g**｜热量 **381 kcal**

Soup

 38

番茄
蔬菜汤

材料（两人份）

- 卷心菜 …… 150 g
- 胡萝卜（约 1/2 根）…… 130 g
- 西芹（约 1 根）…… 30 g
- 番茄（约 3 个）…… 450 g
- 洋葱（约 1/2 个）…… 130 g
- 黄椒 …… 120 g
- 橄榄油 …… 1 小匙
- 大蒜（切碎）…… 2 瓣
- 饮用水 …… 600 mL
- 番茄糊 …… 1 大匙
- 海盐 …… 少许
- 黑胡椒粉 …… 少许
- 罗勒叶 …… 1 片

做法

1. 卷心菜洗净切片，胡萝卜削皮后切丁，西芹切小块，番茄洗净后去蒂头切块，洋葱和黄椒切块。

2. 热锅后加入橄榄油，依序放入大蒜、洋葱和番茄，拌炒一下后，放入料理机打碎，倒出后备用。

3. 将打完的 2 放回锅中，加入番茄糊、胡萝卜、卷心菜和西芹熬煮；煮沸后放入黄椒，再用小火煮 3 分钟。

4. 起锅前加入黑胡椒粉和罗勒叶调味，即可上桌。

营养师小叮嘱

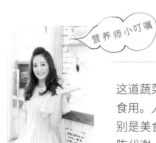

这道蔬菜汤非常适合当作美食日隔天的菜，让肠胃休息净空的时候食用。人一年 365 天都在吃东西，偶尔可以让肠胃稍稍放个假，特别是美食日的隔天，更需要高纤维轻食，好好让身体恢复正常的新陈代谢。

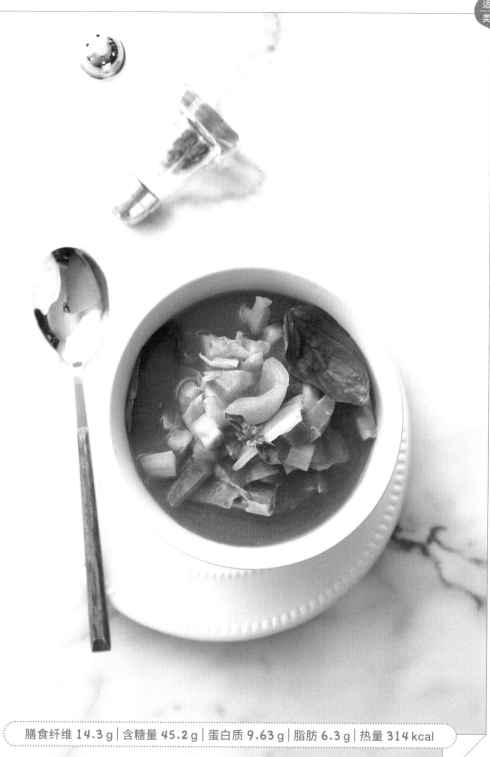

适合
类型

想吃甜

易水肿

压力大

身体虚

经前怒

应酬族

便秘族

饭面控

宵夜族

暴食族

膳食纤维 14.3 g｜含糖量 45.2 g｜蛋白质 9.63 g｜脂肪 6.3 g｜热量 314 kcal

麻油
蔬菜鸡汤

材料（两人份）

- 大鸡腿（1只）…… 200 g
- 橄榄油 …… 1 小匙
- 大蒜（切碎）…… 2 瓣
- 老姜（切丝）…… 3 片
- 鸡高汤 …… 200 mL
- 卷心菜心（约4颗）…… 100 g
- 袖珍菇 …… 100 g
- 玉米笋（约5根）…… 50 g
- 麻油 …… 1 大匙
- 海盐 …… 少许

做法

1. 鸡腿肉切块，焯水去掉血水；热锅后倒入橄榄油，加入蒜末和姜丝炒香后，再放入鸡腿块。

2. 炒至五六分熟后，把 1 放入汤锅，加入鸡高汤、卷心菜心、袖珍菇和玉米笋，小火煮沸。

3. 起锅前，加入麻油和海盐调味即可。

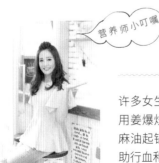

营养师小叮嘱

许多女生冬天有手脚冰冷问题，市售麻油鸡有些太油，而且大多用姜爆炒过，有些朋友体质不适合，吃后反而会冒痘，因此建议麻油起锅前再加，避免太燥热；生理期前后也可以吃这道菜，帮助行血和子宫收缩让经血排干净。

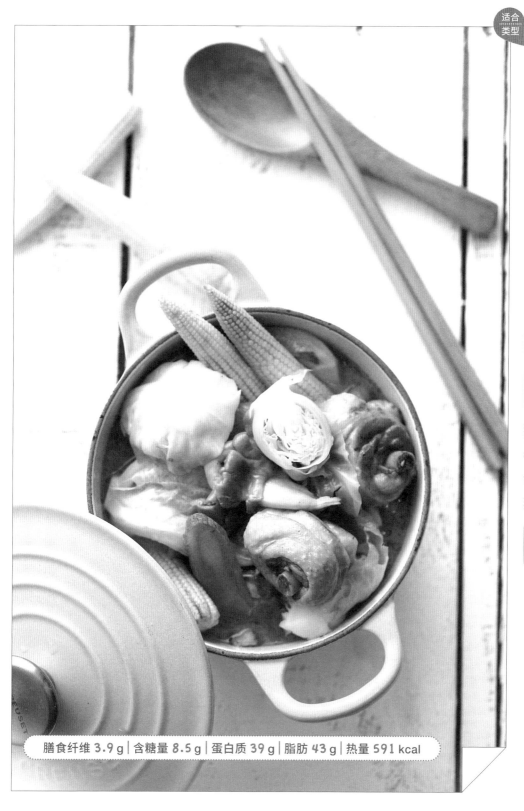

适合
类型

想吃甜

易水肿

压力大

身体虚

经痛愁

应酬族

便秘族

饭腌控

宵夜族

暴食族

膳食纤维 **3.9 g** | 含糖量 **8.5 g** | 蛋白质 **39 g** | 脂肪 **43 g** | 热量 **591 kcal**

Soup
40

鱼片
豆浆锅

♛ 活力食材解密

〔无糖豆浆〕高蛋白零胆固醇
〔蟹味菇〕多糖体
〔鲷鱼片〕Ω-3

材料（两人份）

· 无糖豆浆 …… 500 mL
· 南瓜 …… 50 g
· 蟹味菇 …… 50 g
· 娃娃菜（2棵）…… 65 g
· 玉米笋（约4根）…… 40 g
· 鲷鱼片 …… 100 g
· 文蛤 …… 5 个
· 青江菜（约2棵）…… 40 g
· 海盐 …… 适量
· 白胡椒粉 …… 适量

做法

1. 先将豆浆加热，煮沸后，依序放入南瓜、蟹味菇、娃娃菜、玉米笋和鱼片。

2. 等豆浆锅再一次煮沸后，接着放文蛤和青江菜，再撒上盐和白胡椒粉调味，即可上桌。

Tips

* 豆浆锅不盖盖子，以免溢锅。材料中所有的蔬菜和菇类，都可以替换成自己喜欢的蔬菜。

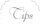

营养师小叮嘱

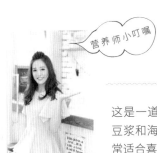

这是一道可以喝汤的营养锅，满满的高纤维食材可以帮助消化，豆浆和海鲜含有好的油脂、蛋白质和锌元素，可以补充体力，非常适合喜爱吃火锅的你当晚餐。

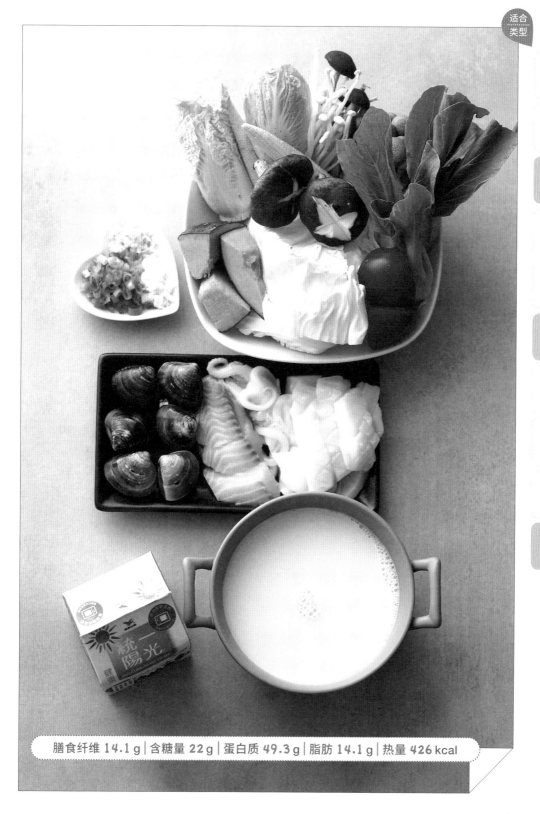

想吃甜 | 易水肿 | **压力大** | 身体虚 | 经前忌 | **应酬族** | 便秘族 | 假期控 | 夜食族 | **暴食族**

膳食纤维 **14.1 g** | 含糖量 **22 g** | 蛋白质 **49.3 g** | 脂肪 **14.1 g** | 热量 **426 kcal**

Soup
41

昆布味噌
豆腐汤

材料（两人份）

- 洋葱 …… 80 g
- 板豆腐（1盒）…… 400 g
- 水 …… 1 L
- 昆布 …… 2 片
- 柴鱼片 …… 10 g
- 味噌 …… 3 大匙
- 干海带芽 …… 少许
- 葱末（绿色部分）…… 适量
- 白芝麻 …… 少许

做法

1. 洋葱和板豆腐切块备用。将昆布放入水中，水沸后转小火再煮5分钟，把昆布捞出；将柴鱼片加入锅中，再用小火煮约1分钟后，把柴鱼片捞起。
   ※ 也可直接加入柴鱼粉。

2. 在1的锅中放入味噌，待味噌化开后，加入豆腐和洋葱，盖上锅盖，等汤煮3分钟后即可熄火。

3. 在碗里放入干海带芽，将煮好的味噌汤舀入碗中，撒上葱末和白芝麻。

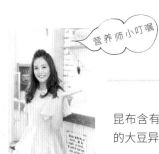

营养师小叮嘱

昆布含有膳食纤维和碘，可以促进新陈代谢，另外味噌和豆腐中的大豆异黄酮、钙可以帮助入睡，很适合睡前来一碗。

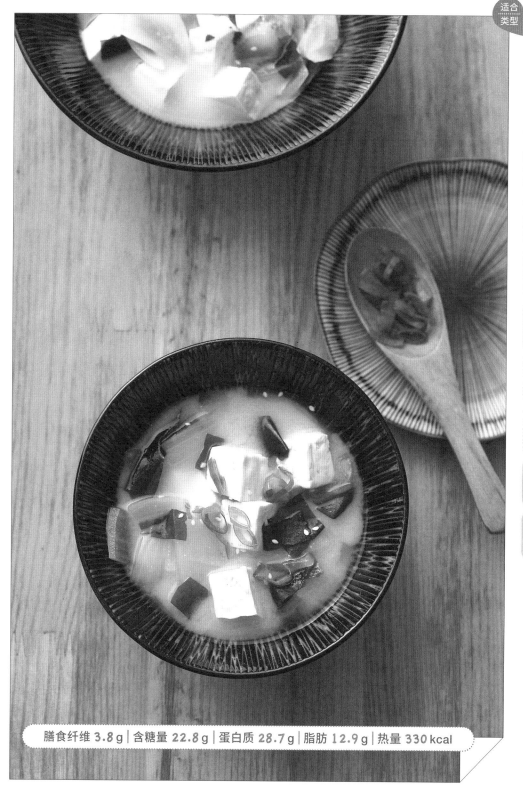

粗吃甜

易水肿

压力大

身体虚

经前怒

应酬族

便秘族

饭曲控

宵夜族

暴食族

膳食纤维 **3.8 g** ｜含糖量 **22.8 g** ｜蛋白质 **28.7 g** ｜脂肪 **12.9 g** ｜热量 **330 kcal**

Soup 42

韩式猪肉泡菜汤

材料（一人份）

· 猪里脊肉片 ······ 100 g

〔腌料〕

· 大酱 ······ 1 小匙
· 酱油 ······ 1 小匙

· 嫩豆腐（约 1/2 块）······ 150 g
· 鲜香菇（约 2 朵）······ 50 g
· 金针菇（约 1 把）······ 120 g
· 橄榄油 ······ 1 小匙
· 大蒜（切片）······ 2 瓣
· 辣椒（切圆片）······ 1 个
· 洋葱（切丝）35 g
· 韩式泡菜 ······ 80 g
· 高汤 ······ 200 mL
· 饮用水 ······ 100 mL
· 蛋 ······ 1 颗
· 葱末（绿色部分）······ 10 g

做法

1. 将肉片用大酱和酱油腌 15 分钟，豆腐切成适口大小，金针菇切半，香菇切小块。

2. 将汤锅加热后，先倒入橄榄油爆香蒜片和辣椒，接着将腌过的肉片和洋葱丝放入锅中拌炒。

3. 洋葱丝炒软、肉片炒至七八分熟后，倒入泡菜、高汤和水。

4. 汤沸后，加入香菇和金针菇，中火煮，起锅前打入一颗蛋，蛋黄半熟后，再加入胡椒粉和葱末，即可起锅。

营养师小叮嘱

发酵的泡菜和菇类，都是肠道益生菌的食物养分来源，另外辣椒也是个冬天暖身的好食材。但这道菜钠含量比较高，吃完记得多喝水。

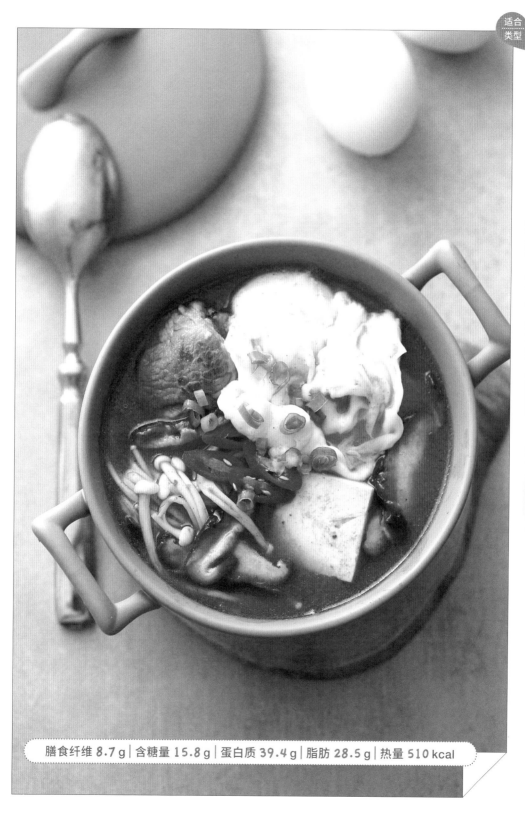

想吃甜　易水肿　压力大

身体虚

经前综　应酬族

便秘族

饭面控

宵夜族

暴食族

膳食纤维 **8.7 g** | 含糖量 **15.8 g** | 蛋白质 **39.4 g** | 脂肪 **28.5 g** | 热量 **510 kcal**

Soup

43

洋葱蔬菜芝士汤

材料（一人份）

- 洋葱（约1/2个）…… 130 g
- 蟹味菇…… 50 g
- 胡萝卜…… 50 g
- 西蓝花…… 60 g
- 奶油…… 10 g
- 蒜头（切碎）…… 1 瓣
- 盐…… 1 小匙
- 高汤…… 500 mL
- 玉米粒…… 15 g
- 芝士片…… 2 片
- 黑胡椒粉…… 少许

做法

1. 洋葱切小块，蟹味菇洗净后撕成小株，胡萝卜切丁后，和西蓝花一起烫熟备用。

2. 热锅后爆香蒜头和洋葱，放入奶油，倒入高汤，小火熬煮至洋葱呈现焦糖色后，撒上盐调味。

3. 加入蟹味菇、胡萝卜、西蓝花和玉米粒，煮沸后，转小火再煮3分钟。

4. 起锅前铺上芝士片，撒上黑胡椒粉稍微调味，即可上桌。

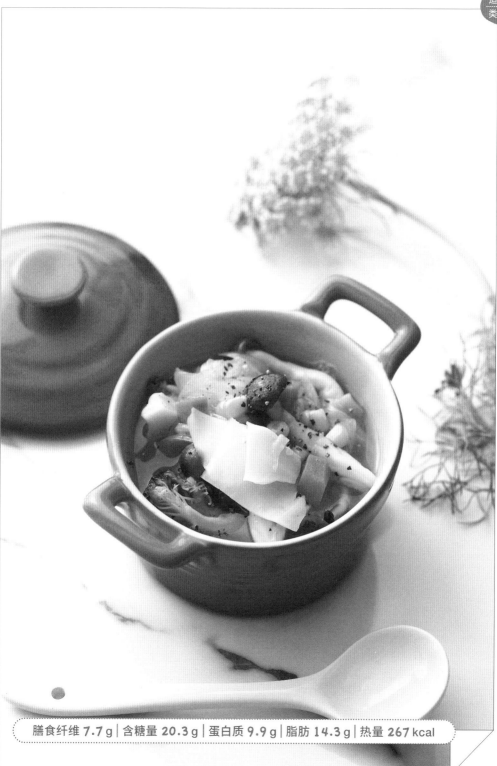

适合
类型

粗吃甜

易水肿

块力大

身体虚

舒解思

增肌族

便秘族

饭咽控

宵夜族

暴食族

膳食纤维 **7.7** g｜含糖量 **20.3** g｜蛋白质 **9.9** g｜脂肪 **14.3** g｜热量 **267** kcal

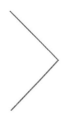

营养师的
私房减糖甜品

饮料、甜点

想减肥，首要就要戒甜食和甜饮，我想这是大家都已经耳熟能详的观念，但是大脑知道，心里不一定认同，而身体更是做不到，特别是对已经有糖上瘾症状的朋友们来说，要一下子戒掉甜食和甜饮更是不可能完成的任务。

再加上很多朋友是重度脑力工作者，很需要用大脑思考，而大脑主要的营养，优先来源就是葡萄糖，在减糖的过程中，有些人还是会有不适应的情况，这时候我建议，不用完全断糖，还是可以运用天然带有微甜口感的根茎类淀粉及少量的水果的糖分，来平衡一下想吃蛋糕和奶茶的欲望。

在甜品这一部分，我设计了水果水，让不喜欢、不习惯喝无味白开水的朋友，在补充水分的同时，又能有点微甜的口感，协

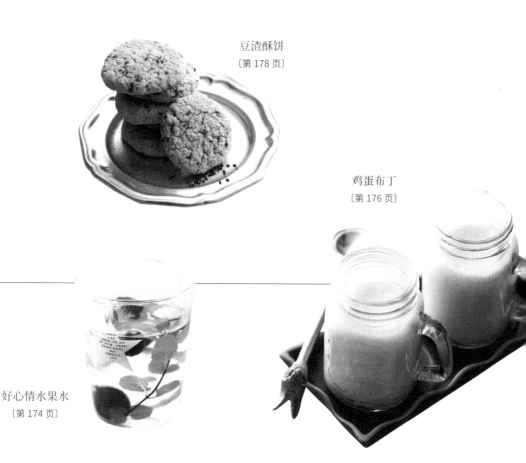

豆渣酥饼
〔第 178 页〕

鸡蛋布丁
〔第 176 页〕

好心情水果水
〔第 174 页〕

助减糖生活更快进到下一个阶段。其他几道减糖甜品和饮品，都帮助大家算好了含糖量，方便给减糖第二阶段的朋友做参考。

对我自己来说，工作很忙，需要大量思考时，也会选择这些减糖甜品和饮品，因为比起外面一杯珍珠奶茶动辄含有 100 g 以上的糖，这几道甜品饮料安全得多。

Dessert 44

枸杞红枣
黑木耳养生饮

〔黑木耳〕膳食纤维
→ 肠道顺畅的"清道夫"

〔凤梨〕凤梨酵素
→ 帮助消化，解决胃胀气

〔枸杞〕玉米黄素
→ 抗氧化，清除自由基

材料（两人份）

· 凤梨（去皮，约1/4个）…… 90 g
· 黑木耳 …… 85 g
· 红枣（去核）…… 5 颗
· 枸杞 …… 少许
· 普通水 …… 500 mL
· 饮用水 …… 350 mL

做法

1. 凤梨切块，将木耳、红枣和枸杞放入锅中，煮至木耳软烂为止。

   ※ 用500 mL的水煮，煮至水 200～300 mL。
   ※ 红枣也可买有核的，下锅前再去核。

2. 将 1 倒入果汁机里，加入凤梨和饮用水，均匀打散即可。

   ※ 凤梨也可买切好的盒装，比较方便。

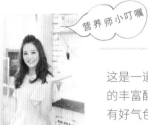

营养师小叮嘱

这是一道专为女孩设计的保养饮料。不仅有木耳的多糖体和凤梨的丰富酵素帮助排便，枸杞的玉米黄素保养眼睛，还有红枣让你有好气色。如果遇到经期，也可以加一点老姜，改善手脚冰冷的状况。

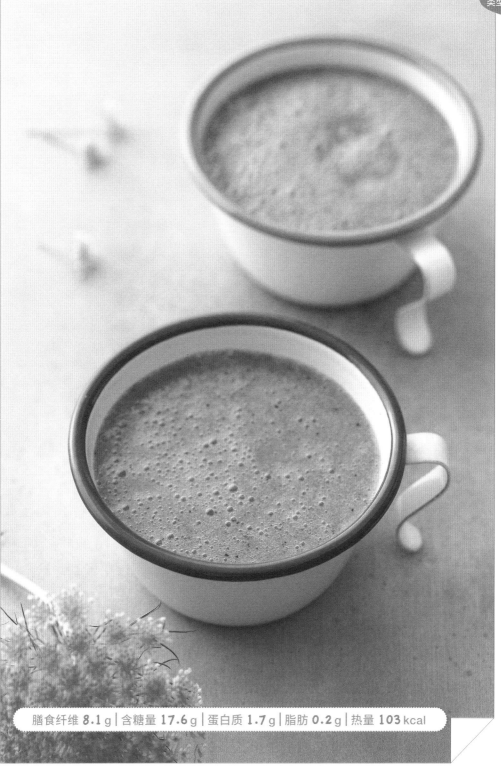

膳食纤维 **8.1** g | 含糖量 **17.6** g | 蛋白质 **1.7** g | 脂肪 **0.2** g | 热量 **103** kcal

Dessert

45

牛油果坚果香蕉豆奶

〔牛油果〕单不饱和脂肪酸
→ 抗发炎，同时也可以缓解饥饿感

〔香蕉〕钾
→ 帮助消水肿，避免抽筋，可以在运动前后搭配食用

〔豆浆〕大豆异黄酮
→ 帮助合成雌激素，稳定情绪

材料（一人份）

· 牛油果（约 1/2 个）…… 70 g
· 香蕉（约 1/3 根）…… 50 g
· 无糖豆浆 …… 240 mL
· 无调味坚果 …… 10 g
· 赤藻糖醇 …… 10 g

做法

1. 牛油果削皮后切小块，香蕉切小块。

2. 把所有材料放入料理机，均匀地打散即可。

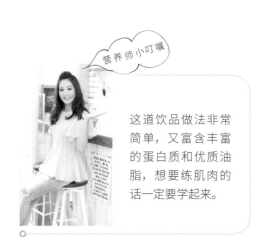

营养师小叮嘱

这道饮品做法非常简单，又富含丰富的蛋白质和优质油脂，想要练肌肉的话一定要学起来。

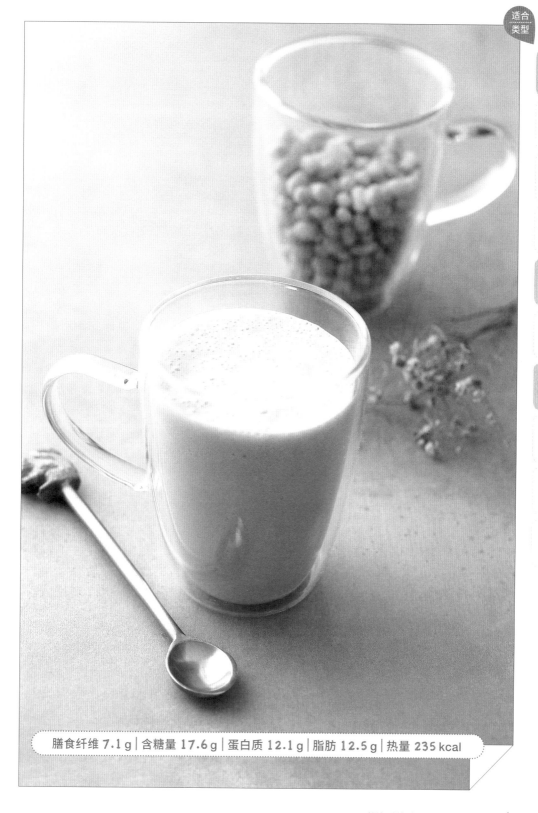

想吃甜

易水肿

压力大

拿体虚

经前怒

应酬族

便秘族

饭面控

宵夜族

暴食族

膳食纤维 **7.1 g** | 含糖量 **17.6 g** | 蛋白质 **12.1 g** | 脂肪 **12.5 g** | 热量 **235 kcal**

Dessert
46

甜菜根豆奶
拿铁老姜饮

材料（一人份）

· 甜菜根（约半棵）…… 150 g

· 老姜 …… 20 g

· 豆浆 …… 240 mL

※ 选用无糖豆浆，可依照个
  人口味添加赤藻糖醇增加
  甜味。

做法

1. 甜菜根削皮后切小块，老姜切小片备用。

2. 将豆浆加热，接着把豆浆和 1 的材料加入果汁机或料理机中，均匀打散即可。

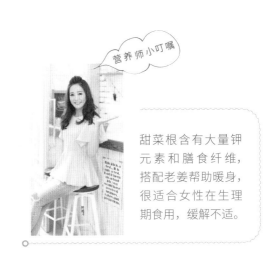

营养师小叮嘱

甜菜根含有大量钾
元素和膳食纤维，
搭配老姜帮助暖身，
很适合女性在生理
期食用，缓解不适。

膳食纤维 **7.2** g | 含糖量 **11.7** g | 蛋白质 **10.8** g | 脂肪 **5** g | 热量 **146** kcal

好心情
水果水

材料（一人份）

· 黑樱桃、苹果、西芹 …… 适量

· 凤梨、柠檬、小黄瓜 …… 适量

· 葡萄、胡萝卜、蓝莓 …… 适量

· 红椒、黄椒、黄金奇异果 …… 适量

· 薄荷叶 …… 少许

做法

1. 准备一个约 800 mL 的容器。

2. 水果连皮洗净，凤梨这类需要削皮的水果则削皮；切成小块，或直接戳洞。

3. 将 2 装入容器，倒入饮用水，浸泡 30 分钟后即可饮用。

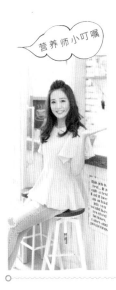

营养师小叮嘱

水果水的食材，可以依照个人的喜好和当季水果来做选择，建议颜色越丰富越好，甜的选一些，酸的选一些，装起来量不要超过一个吃饭的碗，记得水果要用流动的水冲洗几次。水果水可以多次加水饮用，通常我不建议把水果都吃掉，原因是大部分的糖分还留在水果里，一不小心就会吃入过量的糖。至于水果水有没有排毒的功效则不用太在意。我认为，喝足够的水，就可以帮助代谢了，这些加了水果的水，是方便不喜欢没味道白开水的朋友而设计的。搭配一些颜色丰富的水果，让你喝起来心情好，又有许多水溶性的抗氧化植化素会溶于水，虽然量不多，但是至少可以达到补水的目的。另外，如果想将开水换成气泡水也是可以的。

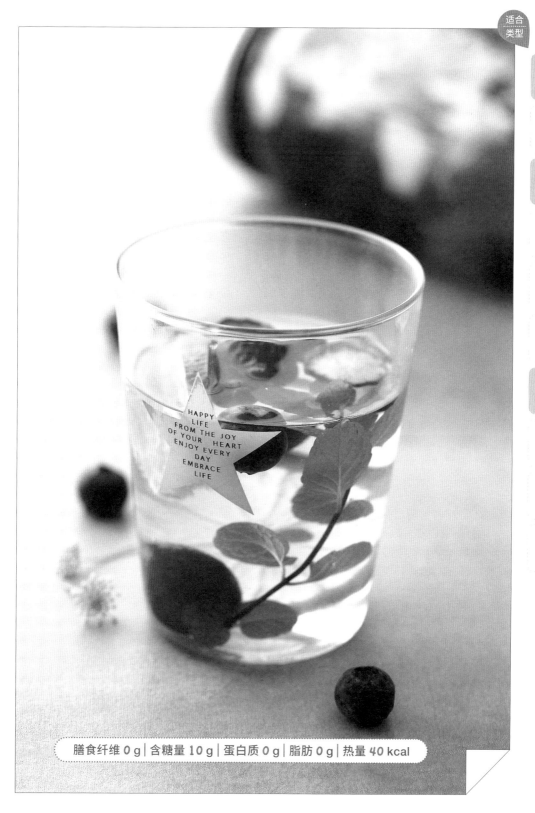

膳食纤维 0 g｜含糖量 10 g｜蛋白质 0 g｜脂肪 0 g｜热量 40 kcal

鸡蛋布丁

材料（一人份）

· 豆浆 …… 240 mL

※ 选用无糖豆浆。

· 赤藻糖醇 …… 20 g

· 鸡蛋 …… 2 颗

做法

1. 先将豆浆加热，加热同时加入赤藻糖醇，不需要煮沸，热到约 40 ℃即可。

   ※ 先放凉，再进行做法 2。

2. 把两颗蛋打散，慢慢地将 1 加入蛋液中，然后过筛。

3. 把 2 装入容器中，隔水加热蒸 8 分钟，取出后放凉即可。

Tips

＊ 把豆浆加热后，要放凉后再加入蛋液，不然蛋液一碰到热豆浆很容易就熟了。

膳食纤维 **3.1** g｜含糖量 **1.2** g｜蛋白质 **21.1** g｜脂肪 **13.4** g｜热量 **218** kcal

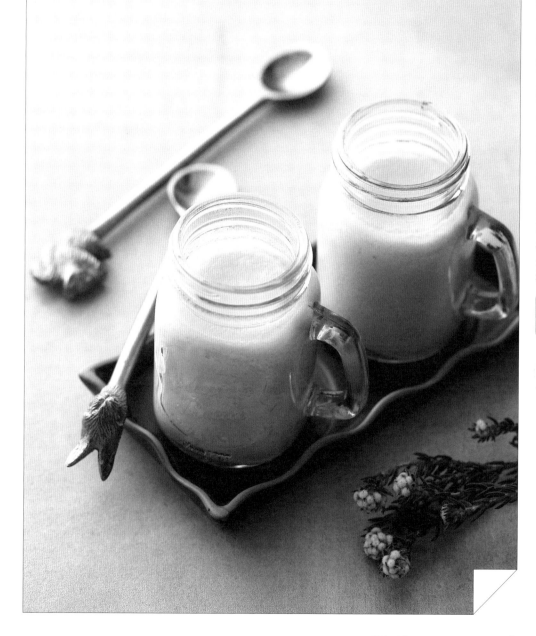

Dessert 49

豆渣酥饼

材料（两人份，约6块）

· 黄豆 …… 100 g
· 饮用水 …… 175 mL
· 杏仁粉 …… 25 g
· 小苏打粉 …… 1 g
· 牛油果油 …… 1 mL
· 赤藻糖醇 …… 10 g
· 黑芝麻 …… 少许

做法

1. 先将黄豆泡水约3小时，把水沥干，将浸泡完的黄豆放入料理机，分次加入水后打碎。
   ※ 大约打成有小颗粒的泥状。

2. 将1放入碗中，加入杏仁粉、小苏打粉、牛油果油和赤藻糖醇，最后加入黑芝麻，搅拌均匀。

3. 烤箱预热到200 ℃，把搅拌好的面糊压成饼状，放入预热好的烤箱中，烤45分钟即可。

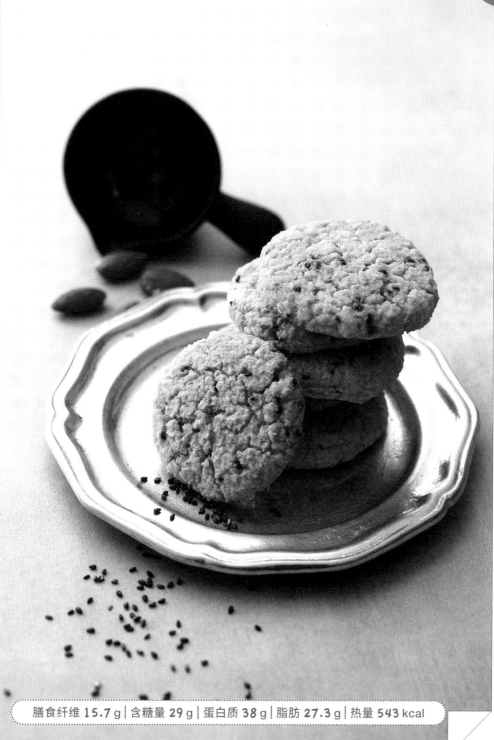

适合
类型

想吃甜

易水肿

压力大

身体虚

经前怒

拉醋族

便秘族

饭面控

肉食族

暴食族

膳食纤维 **15.7** g｜含糖量 **29** g｜蛋白质 **38** g｜脂肪 **27.3** g｜热量 **543** kcal

Dessert
50

毛豆
椰奶酪

材料（两人份）

· 毛豆仁 …… 80 g
· 椰奶 …… 200 mL
· 吉利丁片 …… 5 g
· 赤藻糖醇 …… 20 g

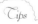

Tips

* 不喜欢椰奶的味道，也可以换成低糖或无糖豆浆。

做法

1. 将毛豆洗净去皮，和椰奶一起放入料理机，均匀搅打。

2. 将吉利丁片泡入冷水后挤干，把1放入小锅中加热，再把吉利丁片和赤藻糖醇加入锅中搅拌。

3. 把2倒入准备好的容器，放入冰箱冷藏3～4小时，即可完成。

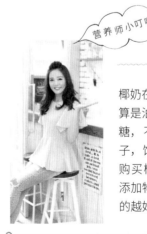

营养师小叮嘱

椰奶在营养学分类中算是油脂类，没有乳糖，不用担心拉肚子，饱腹感也很强，购买椰奶时要注意，添加物和含糖量越少的越好。

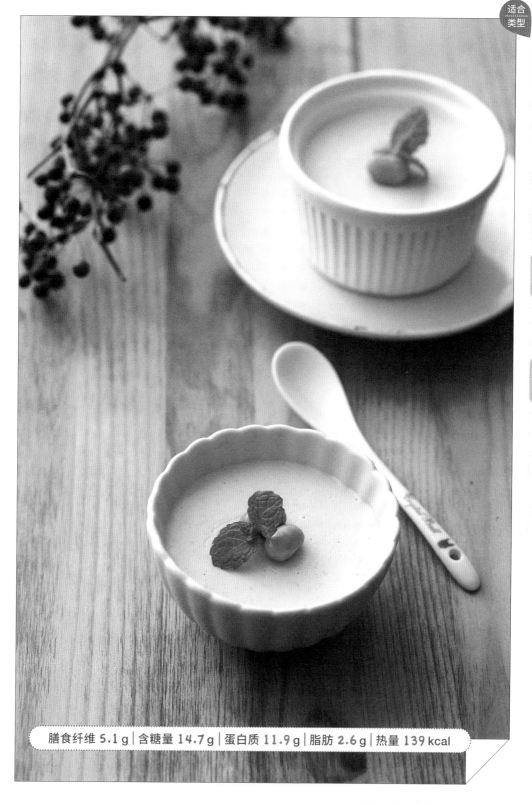

适合
类型

想吃甜

易水肿

压力大

身体虚

经前怒

应酬族

便秘族

饭甜控

宵夜族

暴食症

膳食纤维 **5.1 g**｜含糖量 **14.7 g**｜蛋白质 **11.9 g**｜脂肪 **2.6 g**｜热量 **139 kcal**

减糖各阶段生活饮食记录表

我常说，要找到一个适合自己长久执行的健康饮食方式，其实是需要时间，需要慢慢调整尝试和觉察的，没有办法一蹴而就，毕竟我们都用自己最习惯的生活方式，过（胖）了这么多年。

减肥不是简单的"少吃"和"多动"

门诊中常见到许多要瘦身的朋友，常常会用每天早上脱光量体重的方式，来评估检视前一天自己做对还是做错，只要体重没有掉，甚至还小幅上升，就开始自我怀疑："是不是该再少吃一点？""早知道就不偷吃小饼干了，可是我才吃了两片呀。"然后心情非常沮丧，开始自我批判，觉得好像几天的努力都因为自己不小心犯错而前功尽弃！还有一种情形是，没来由地又变胖："唉，奇怪了，明明昨天也没吃什么特别的'违禁品'，可能这个方法不适合我吧？"然后就选择放弃。

其实，我还是要再次向大家说明，人体是很复杂的，并不是固定的方程式，往往不是 1（努力控制饮食）＋ 1（努力运动）＝ 2（瘦身成功），有可能是 A（少吃）＋ B（多动）＋ C（便秘）＋ D（失眠）＋ E（情绪差压力大）＝ F（体重停滞期）。

我常对学生说，如果你的心情会因为每天站上体重称的那一刻而起伏，进而觉得很失败想放弃，那干脆不要量了，找一件现在可以穿，但是稍微有点合身的衣服、裤子，一周套上去一次，去感觉自己的体型有没有稍微纤细一点，这样就可以了。毕竟我们不是吃减肥药，也不是做手术，而是要找到最适合我们，可以正确且轻松快乐执行一辈子的健康方式，这个才是最重要的目标，而瘦身算是努力之下的附加奖励。

与其记下体重，不如记下减糖的饮食和生活

除了用"穿合身裤子"的感觉来评估自己减肥是否有成效之外，还可以分享一个很实用的方式给大家，就是专心地做记录，把焦点放在"是否吃了足够的蔬菜""是否喝了足够的水"，或是这个阶段的减糖生活"是否可以让我排便顺畅"，该做的都做到，就可以往下一个阶段迈进，而不要用体重作为评估判断的依据，因为体脂称会骗你的！早上量、晚上量，都有差别，吃多、吃少、排便量等，都会有影响，还有多喝水也会让体脂率上升；亲爱的各位，别把减糖人生的主控权完全交给体脂称，测量一个大方向趋势就可以了。

为避免大家在开始进行减糖饮食时太灰心，我设计了针对减糖饮食5阶段的重点提示记录表，每个阶段以4周为实行期，提示列表中是每阶段要遵守的基本原则，每天累积，一周最少要集满50个钩、4周至少200个钩，做到了就可以往下一个阶段迈进，或是你觉得目前效果不错，就可以持续留在这个阶段执行，等到遇到体重停滞期再执行下一个阶段。

这也是一个很人性化的方法，是让大家自我评估的方式，但不是让你拿来自我攻击的检查表，不是要你找到自己很难做到的阶段，对自己说贬低自我的话："你看你连这个都做不到，还能做什么！"而是要你非常诚实地面对自己的现况，每个人的先天体质、后天的生活环境，还有面对压力的反应都不同，所以真的不需要和别人比较。

如果你发现在这一阶段很难集满钩，那不妨让自己休息几天，恢复到原本的饮食习惯，然后再回到上一个阶段执行，集满了钩，再往下一阶段前进。

如果不小心破戒了一天，吃了一堆甜食、油炸食物、面包等"违禁品"，也不用太过紧张，给身体一些时间代谢。而且，告诉大家一个身体的秘密，我们所有曾经累积过的正向努力，并不会白费，身体会帮我们记忆学习。你会在执行减糖饮食几周后，突然发现"哇！我竟然没那么爱吃甜食了，好像口味渐渐开始改变，吃太多反而会腻"，这些都是身体给我们的正向反馈。因此，破戒大吃完就当那天是美食日吧，明后天再回到减糖轨道上就好。

〈第一阶段〉均衡摄入期

☐ 没有甜食，且减少一半精制淀粉量，改用谷物杂粮、地瓜等来替代。

☐ 增加蔬菜量。

☐ 不吃油炸食品。

☐ 喝比以前多的水。

> 红色为两个钩，因为"减糖"和"多蔬菜"在整个减糖饮食阶段是重点。

☐ 排便次数或量比以前多。

☐ 活动量比以前多。

☐ 睡眠质量比以前好。

☐ 心情开心。

参考表：

日期	打钩数	日期	打钩数	日期	打钩数

〈第二阶段〉碳水减量期：每日糖分摄入 150 g

☐ 没有甜食，且一餐没有米饭、面条或面包等精制淀粉。

☐ 一天吃 4～6 份蔬菜。

☐ 不吃油炸食品。

☐ 喝足够的水。

☐ 排便次数或量比以前多。

☐ 活动量比以前多。

☐ 睡眠质量比以前好。

☐ 心情开心。

参考表：

日期	打钩数	日期	打钩数	日期	打钩数

〈第三阶段〉积极燃脂期：每日糖分摄入 110 g

☐ 没有甜食，且三餐已经没有米饭、面条和面包等精制淀粉，改用谷物杂粮地瓜搭配菜花饭、豆腐饭或魔芋面替代。

☐ 一天吃 4 ～ 6 份蔬菜。

☐ 不吃油炸食品。

☐ 喝足够的水。

☐ 排便次数或量比以前多。

☐ 活动量比以前多。

☐ 睡眠质量比以前好。

☐ 心情开心。

参考表：

日期	打钩数	日期	打钩数	日期	打钩数

〈第四阶段〉突破停滞期：每日糖分摄入 75 g

☐ 没有甜食，无精制淀粉，减少根茎类淀粉，全改用菜花饭、豆腐饭或魔芋面替代。

☐ 一天吃 4 ～ 6 份蔬菜。

☐ 不吃油炸食品。

营养师小叮嘱

☐ 喝足够的水。

☐ 排便次数或量比以前多。

☐ 活动量比以前多。

☐ 睡眠质量比以前好。

☐ 心情开心。

第四阶段执行一周，就要回到第三阶段。当执行超过至少 12 周，走完 4 个阶段，且体形回到自己喜欢的标准时，可选择第五阶段执行，甚至回到第二阶段或第一阶段都是可以的。别忘了，每周还是选一天作为美食日，让自己放松。

参考表：

日期	打钩数	日期	打钩数	日期	打钩数

需要回到〈第二阶段〉／〈第三阶段〉的状况检查

如同前面所说的，维持健康、均衡的减糖饮食生活时，有很多因素会影响你，就算已经顺利地让体形达到自己想要的目标，也已经了解怎样吃才对身体有帮助，你还是有可能不小心重蹈覆辙，开始一点点地回到过去的错误饮食选择，以下就是给自己的评估表，如果出现这些状况，可以回到一、二、三阶段，让自己重新回到减糖饮食的轨道上。

- 除了美食日，平常也会忍不住想买含糖饮料来喝。

- 办公室、家里、包中，开始出现饼干、零食。

- 一周有 2 天早上赖床、起不来，有超过 3 天晚上睡不好。

- 胃痛、胃食道逆流出现的次数变多了。

- 聚餐或应酬完后，常觉得吃太饱不舒服。

- 熬夜次数增加。

- 便秘次数增加，或是排便不顺。

- 水肿的情况又出现了。

- 美食日增加为两天以上，且常常想大吃。

- 体重、体脂、内脏脂肪增加。

减糖饮食是一个不仅可以让你轻松维持，还能让身心都愉快的生活方式，如果发现自己开始有以上这些生活状况，觉得自己又要走回老路，也不用紧张；你已经了解如何选择对身体有益的吃法，现在就再稍微提醒自己一下。要记得，饮食不只影响生理，也会影响心理，相对地，只要吃正确的食物，你就一定能很快再次感受到做出正确选择的自己有多棒！